"Ana et Moi..."

par
Clémence Laborde

Septembre 2014

Sommaire

4ème de couverture

L'anorexie est une maladie très complexe qui fait souffrir la personne concernée et les proches.

Cette maladie peut être mortelle. Elle génère beaucoup d'incompréhensions qui augmentent la difficulté et la souffrance de l'anorexique.

Dans ce livre, vous trouverez des informations sur l'anorexie, mais aussi, une réflexion, une recherche. Nous allons tenter de comprendre cette énigme à l'aide de différents thèmes, idées, conseils, exemples et témoignages.

Je suis, moi-même, atteinte de cette maladie et cherche à développer, aider, soutenir celles et ceux qui en ont besoin.

Bonne lecture et bon courage.

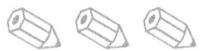

Clémence, 19 ans, anorexique et dépressive.

Je suis suivie psychologiquement depuis mon enfance.
Je crois avoir toujours été fascinée par la mort et depuis l'adolescence, je suis suicidaire.
D'ailleurs, mon anorexie est un suicide... ça a commencé vers 15 ans. J'ai plongé tout
doucement. J'ai toujours eu tendance à être hyperactive, je n'aime pas m'ennuyer, mais à cet
âge, cela s'est amplifié. J'ai commencé à faire attention à mon alimentation et à vouloir
maigrir. Petit à petit, les obsessions, les stéréotypes, l'hyperactivité, la peur de grossir et
l'envie de maigrir, les restrictions se sont installées et me voir grosse ont pris toute la place
jusqu'à descendre à un IMC de 11 à mes 18 ans et à être hospitalisée entre la vie et la mort
mais on m'a sauvée malheureusement (j'ai perdu environ 20 kilos en 3 ans...).
J'ai enchaîné plusieurs hôpitaux pendant 6 mois pour mes 2 maladies mais aucun ne s'en est
sorti au vu de la gravité.
Je suis de retour chez moi, maintenue en vie et engraissée par une sonde depuis car je ne
mange plus, en attente d'une nouvelle hospitalisation où quelqu'un voudrait bien me prendre
malgré tout...
Ce qui est horrible, c'est que j'en suis au même point qu'avec un IMC à 16 ?

Je vais lâcher mais je ne voulais pas de tout ça.

Chapitre 1 :   L'anorexie

L'anorexie est une maladie faisant partie des troubles de la conduite alimentaire comme la boulimie # ou l'hyperphagie #
Elle est d'origine psychologique et fait partie des maladies psychiatriques. Elle a des répercussions physiques pouvant entraîner la mort.
Les filles sont majoritairement atteintes par ce trouble mais les cas masculins existent (1 cas sur 10). Elle touche principalement les jeunes filles entre 19 et 20 ans ; il existe également, des formes pré pubères (plus difficiles à diagnostiquer au vu des modifications corporelles, on se base alors sur le comportement) et arrive (après 29 ans) qui surviennent, la plupart du temps, après un choc.
L'anorexie, en elle-même, définit une perte d'appétit, alors que l'anorexie mentale a une dégradation physique secondaire due aux restrictions alimentaires.
On reconnaît cette maladie selon différents critères :
- Refus de maintenir un poids normal, *
- Peur de prendre du poids alors que celui-ci est inférieur à la normale,
- Altération de la perception du poids et du corps (*l'anorexique se voit grosse),*
- Apparition de l'aménorrhée (absence de règles durant 3 mois).

On peut se baser sur le diagnostic du triple A :

- Anorexie : restriction alimentaire
- Amaigrissement : perte de poids de 10 % en dessous du poids de départ (et peur de grossir + déformation de la perception du corps
- Aménorrhée : absence de règle

Il existe différentes formes d'anorexie :

L'anorexie avec crise de boulimie purgative :

Des envies de manger incontrôlées,
Vomissements ou prise de laxatifs comme comportements compensatoires afin d'éviter la prise de poids,
Mal-être : Psychologique : anxiété, honte, culpabilité, détresse,
Physique : nausées, douleurs abdominales, malaises provoqués par le trop plein gastrique et d'avoir cédé à la pulsion,
Activité physique intense pour perdre du poids en brûlant les calories.

L'anorexie mentale :

Restrictions alimentaires seulement,
Contrôle,

Activités physiques intenses.

Cette forme est moins fréquente que la précédente.

Les signes cliniques de la maladie sont les suivants :
Préoccupations alimentaires,
Amaigrissement,
Négation de la féminité,
Activité physiques,
Isolement,
Distorsion psychologique #

Il est difficile de définir la fréquence de l'anorexie mentale. Elle oscillerait entre 0,2 % et 1 % de la population avec 90 % de filles entre 16 et 19 ans.
L'anorexie amène à des complications physiques et psychologiques variables en fonction du niveau de restriction. La dégradation ne se fait donc pas à la même vitesse selon les cas.
Malgré cette diminution alimentaire et pondérale, l'anorexique conserve une hyperactivité importante. La plupart du temps, la consultation clinique est tardive alors que la maladie est à un stade avancé.

Les complications physiques sont :
L'amaigrissement amenant à une dénutrition dangereuse avec des carences, #
La fonte du tissu graisseux sous cutané provoquant une frilosité et des blessures,
Une fonte musculaire et une fragilisation tendineuse diminuant les capacités physiques et augmentant les risques de déchirure,
Une altération des phanères # : perte de cheveux, ongles cassants, peau froide, dépilation,...
Une perte de la masse osseuse due aux carences en calcium et à la perte musculaire pouvant provoquée une ostéoporose, #
Des troubles digestifs : reflux, constipation, ralentissement,...
Des œdèmes # des jambes : déficit en protéines et altération du muscle perturbant le retour veineux,
Des perturbations cardiovasculaires : baisse de tension ou trouble du rythme cardiaque (exemple : la carence en potassium peut conduire à un décès brutal).

Les complications biologiques :
Les pertes ioniques # (sodium, potassium), fréquentes et graves,
Les atteintes hématologiques (anémie #, leucopénie #) plus rares,
Une détérioration quantitative et qualitative des protéines sanguines (albumine, pré-albumine, gammaglobulines #),
Les perturbations hormonales : sécrétions ovariennes, sécrétion en progestérones # et œstrogènes #, glandes (thyroïde, surrénales #), plus connues et visibles.

Les complications psychologiques :
Ces complications s'ajoutent aux multiples difficultés psychologiques premières : état émotionnel fluctuant au gré de la progression du contrôle, obsession, anxiété, troubles de l'humeur, isolement.

Les complications sociales :
Les anorexiques sont actives, intelligentes et pleines de projets. Au début, leurs relations ne sont pas touchées (ce qui retarde le diagnostic) : perte de désirs, d'intérêt, diminution des contacts sociaux.

Les signes de gravité :
Les complications cliniques et biologiques peuvent conduire au décès dans 5 à 10 % des cas.

On peut trouver :
Une hypo volémie (déshydratation),
Une hypokaliémie (perte de potassium),
Une cachexie générant un déficit immunitaire avec infections et lésions cutanées,
Et plus rarement, le suicide.

La prise en charge hospitalière est nécessaire lors :
D'une hypothermie (température sous 36°C),
D'une bradycardie (fréquence cardiaque inférieure à 50 cycles par minute),
D'une tachycardie (fréquence cardiaque au-dessus de 100 cycles par minutes),
D'une arythmie cardiaque (battements cardiaques irréguliers),
D'une hypotension artérielle (pressions sous 100 mm Hg),
D'épuisement physique (déplacements et station debout difficile, douleurs articulaires et musculaires),
D'un ralentissement psychique (idéation et réflexion lente, dépression,...).

Les soins :
Les personnes anorexiques doivent être suivies et surveillées médicalement. Les soins se portent aussi bien sur le psychique que l'organique.
La prise en charge dure de 2 à 5 ans et environ 50 % guérissent. Pour les autres, certains symptômes peuvent persister sur quelque temps, ou encore elles arrivent à gérer leur anorexie au quotidien ou devient chronique. La difficulté, pour le soignant, est d'éviter le décès.
Une hospitalisation est souvent nécessaire afin de travailler le côté médical, nutritionnel (alimentation, prise de poids) et psychologique (socialisation, humeur, famille, anxiété,...).
L'anorexie est souvent mal comprise par la société et l'entourage. Elle entraîne beaucoup d'inquiétude. Cette maladie est si complexe que l'anorexique est souvent isolée.

Pour en savoir plus

\# Boulimie : trouble de la conduite alimentaire d'origine psychique caractérisé par des accès de faim avec absorption d'une grande quantité de nourriture, pouvant être suivi de vomissements.

\# Hyperphagie : trouble de la conduite alimentaire caractérisé par un apport alimentaire excessif et du grignotage.

Poids normal :

Afin de définir cette norme, on se base sur l'IMC (indice de masse corporelle). C'est le rapport du poids en kilogrammes sur le carré de la taille en mètres.

Il s'exprime par la formule suivante : IMC = P/T^2. Le résultat étant en kg/m^2.

Chez l'adulte, l'IMC se situe entre 18,5 et 25 kg/m^2

Le surpoids débute à 25 kg/m^2

La maigreur sous 18,5 kg/m^2.

Les stades de gravité de la maigreur :

Grade 1 : 18,5 – 17 kg/m^2
Grade 2 : 16,9 – 16 kg/m^2
Grade 3 : 15,9 – 13 kg/m^2
Grade 4 : 12,5 – 10 kg/m^2 *
Grade 5 : – 10 kg/m^2 *
*Dangereux pronostic vital engagé, hospitalisation rapide

Distorsion psychologique :

Interprétation et représentations biaisées du monde privilégiant une vision négative et pessimiste. Incapacité à évaluer la réalité (neutre).

Carence :

Absence ou quantité insuffisante de substances indispensable à l'organisme.

Phanère : production protectrice apparente de l'épiderme,

Ostéoporose : fragilité diffuse des os due à une déminéralisation (entraîne des fractures),

Œdème : accumulation anormale de liquide provenant du sang dans les espaces intercellulaires d'un tissu,

Ionique : relatif à des ions (groupe d'atomes ayant perdus des électrons (*),

Anémie : diminution de la concentration en hémoglobine (*),

Leucopénie : diminution du nombre des globules blancs dans le sang,

Globuline : protéine de poids moléculaire élevé, telles que : les anticorps (gamma, globuline, protéines plasmatiques comprenant les anticorps),

Progestérone : hormone produite par le corps lors du cycle menstruel,

Œstrogène : hormone secrétée par l'ovaire, assurant la formation, le maintien et le fonctionnement des organes génitaux et des seins chez la femme,

Thyroïde : glande endocrine (*) cervicale qui régule le système hormonal (elle est située dans le cou),

Surrénale : glandes (deux) situées au-dessus des reins produisant des hormones.

Chapitre 2 : Les profondeurs de l'anorexie

La peur de grossir

Il est un problème majeur dans l'anorexie, la peur de grossir.

Cette maladie démarre souvent par un régime car la personne atteinte ne se trouve pas à son goût (trop de ventre, de cuisses...) et cette restriction dévie vers la pathologie à cause de plusieurs facteurs que nous étudierons plus tard.

Il est vrai que le corps est une des préoccupations principales de l'adolescence. Il faut accepter les changements, vivre avec... et ce n'est pas facile. Beaucoup ne s'y complaisent pas et se tournent vers le régime dans l'espoir de s'accepter, se sentir mieux et plus séduisant(e), ou encore, de ne pas empirer en prenant du poids.

Le poids est donc source d'angoisse pour l'anorexique. Sa plus grande crainte : grossir, prendre du poids. Elle va donc dans le contrôle et l'obsession qui vire à l'extrême.

* Il faut savoir que l'anorexique vit un profond mal-être tant psychologique que corporel, nous y reviendrons.

Le poids et les calories

L'angoisse du poids dont nous venons de parler amène à la peur et l'obsession du poids et des calories.

L'anorexique a tendance à devenir experte en alimentation (calories, équilibre, quantités,...).

Les repas vont devenir millimétrés par rapport à çà (ne pas dépasser tant de calories, de quantités,...). Elle va se mettre à faire attention, réduire, trier, sélectionner vers le moins calorique.

S'il en venait à dépasser ce qu'elle s'était fixée, un profond dénigrement de soi, mal-être va s'installer, ainsi que la culpabilité et va tenter par tous les moyens de compenser ses écarts.

Pour ce qui est du poids, il est calculé et mesuré. L'anorexique a tendance à le contrôler et va se peser régulièrement (jusqu'à plusieurs fois par jour). Le chiffre, qui va s'afficher, engendre son humeur : une perte est une victoire et l'entraîne à continuer, voire augmenter, ses restrictions pour continuer dans cette voie. Une stabilisation va la perturber. Enfin une prise de poids est une catastrophe et va tout faire pour le modifier.

La nourriture et les repas

Dans une optique de perdre du poids, l'alimentation devient un ennemi.

En effet, l'anorexique a tendance à se renseigner sur tous les aspects nutritionnels afin d'avoir le contrôle et gérer corps et esprit.

Ayant toutes ces connaissances, elle va pouvoir choisir ses aliments en fonction de ses objectifs (souvent en supprimant le plus calorique, gras et sucre). La nourriture devient une obsession et une source de dégoût.

C'est à table que les choses se compliquent... Elle peut éviter les repas, se débrouiller pour faire semblant de manger, elle trie, sélectionne et ment. Cela devient donc une angoisse et un lieu de conflit.

Le Corps

Un autre problème de la personne atteinte de cette maladie est la dysmorphophobie, c'est-à-dire, la déformation du corps (elle ne se voit pas telle qu'elle est. En se regardant dans un miroir, elle va se trouver grosse alors qu'elle est maigre). Cette problématique la pousse à la restriction, pensant modifier ce corps qu'elle rejette. Mais, cela n'a pas de fin, car son image reste déformée et n'est pas suffisant, ce qui la pousse à des extrêmes.
Elle vit un profond mal-être physique qui se répercute psychologiquement. Elle ne s'aime pas, se rejette, se détruit et provoque une grande souffrance qui la conduit à tous ces actes dans le but de s'accepter.
Cela vient souvent des modifications corporelles qui surviennent lors de l'adolescence, ainsi que les préoccupations de cette âge (exemple : plaire) et se transforment en pathologie (*attention tout de même à ne pas confondre un régime de l'anorexie. Il faut surveiller les comportements*).

L'hyperactivité

L'hyperactivité est un excès d'activités qu'elles soient physiques ou intellectuelles.
Nous avons souvent à faire à des personnes très intelligentes qui s'investissent beaucoup dans leur travail ou leurs études qui font tout pour réussir.
Le sport est un moyen de se défouler mais, aussi et surtout, d'éliminer les calories ingérées ; cela dans le but toujours de maigrir et contrôler le corps.
Le problème est que ces activités sont excessives et vont être source de culpabilité si les objectifs ne sont pas atteints ou si elles sont mal ou pas réalisées.
De plus, leur état physique se dégradant, un danger s'installe et il devient difficile à faire (le corps et l'esprit ne sont plus aptes à suivre : concentration, fatigue...).
Nous sommes toujours dans une recherche de perfection pouvant les amener à une dévalorisation, mais *je pense aussi qu'en plus d'un contrôle du corps, l'anorexique cherche à échapper à la vie, le vide, la souffrance et la peur au fond d'elle en s'occupant. Toujours combler et gérer.*
Le quotidien de l'anorexique est très pesant paradoxalement à sa recherche de légèreté.

« Je vis en permanence avec l'angoisse d'être grosse et de grossir dans le sens de même quelques grammes que je vois sur la balance et mon corps.
Mon obsession est devenue les calories et mon poids.
J'ai lu tous les livres possibles sur l'alimentation afin de supprimer tout ce qui me paraît « mauvais ». Avant et après chaque repas, c'est la peur. Je note et calcule tout ce que j'ai pris et cherche des solutions pour éliminer. Aux repas, c'est un combat. Je me débrouille pour choisir, trier, prendre le minimum sans que les autres ne s'en rendent compte.
Je hais mon corps. Je ressens un profond mal-être permanent et, en maigrissant, j'espère l'apaiser et m'accepter un peu plus. Mais, même quand je prends du poids ou que j'atteins mes objectifs, ce n'est jamais assez et j'augmente.

Alors que mon corps ne peut pas le supporter, je suis hyperactive. Je ne peux pas rester sans rien faire, sinon j'ai l'impression d'être dans un gouffre encore plus grand. Je m'occupe pour éloigner la souffrance, avoir le contrôle et brûler ce que j'ai pu prendre. Il faut savoir que mon poids, la réussite de mes objectifs vont réguler mon humeur, mais, il est vrai que pour mon cas, étant en premier lieu suicidaire et dépressive, me permet de mourir, d'avoir de la compagnie et de masquer, par les obsessions et l'hyperactivité, le gouffre de la dépression, la recherche de la mort même, si elle est toujours présente car Ana prend son temps et les autres me bloquent.

Elle me tient compagnie et m'accompagne. Je souffre, mais je ne me vois ni vivre, ni mourir avec. C'est moi. Je ne veux pas qu'elle me quitte, d'ailleurs ma quête de contrôle et perfection est perdue avec la sonde et mon état physique. On me force à avoir 2000 calories, à prendre du poids et mon corps n'est plus capable de me suivre, de compenser. Je ne voulais pas de tous ces kilos. J'étais bien à 33, prête à mourir et maigre.

Mais je ne meurs pas pour autant et je suis toujours dans les mêmes rituels et pensées.

Et, là je me trouve juste énorme et dépendante de la sonde, mais je préfère qu'on me maintienne en vie de force que ce soit de moi. »

Chapitre 3 : L'esprit d'Ana

Pourquoi ?

Les causes de l'anorexie restent encore un mystère. Il s'agit souvent d'un mélange de différents facteurs qui mènent aux pathologiques.

Nous pouvons faire ressortir comme facteur de risques :
- La prédominance féminine,
- L'adolescence,
- Certaines conditions socioculturelles,
- Une vulnérabilité individuelle.

Au niveau génétique, il peut y avoir des gènes pathologiques présents ou transmis.

Il peut aussi y avoir des problèmes avec les hormones par les modifications de l'adolescence, mais on retrouve aussi des marques de moqueries sur la personne qui se cherche et doit faire avec les avertissements, le regard, le statut social des autres et ses premières expériences dans la recherche de soi.

Les antécédents de troubles psychiques peuvent jouer un rôle dans les facteurs déclenchant.

L'évaluation à sa place par sa manière d'éduquer et s'occuper de son enfant qui va chercher à exister.

On retrouve des repères changeants, la fuite et une relation difficile avec la mère, dans la famille ainsi que des traumatismes émotionnels.

Nous sommes dans une recherche identitaire et de contrôle.

La souffrance

L'anorexie génère une grande souffrance tant psychologique que physique. Elle peut de même être le fruit d'une souffrance antérieure qui ne peut s'exprimer.

En effet, l'anorexique s'enferme avec « Ana » dans un véritable labyrinthe.

Elle souffre de l'image et la sensation de son corps qui ne lui convient pas, de la culpabilité d'avoir trop pris, pas assez fait, d'avoir pris du poids. La souffrance aussi de s'isoler dans les calculs. Les angoisses et les obsessions. Elle se sent incomprise et se coupe du monde.

Au niveau physique, ce sont la fatigue, le manque d'énergie, les maux de ventre ou tête, les difficultés de concentration...

Elle pouvait être présente avant mais ne savait ou ne pouvait s'exprimer alors, elle passe par le corps et cette maladie qui retranscrit l'inconscient, le refoulé de la personne et sa souffrance.

Elle provoque des grandes angoisses, tels que : la peur de grossir, de perdre le contrôle, de trop ou pas assez faire qui les plonge dans l'isolement et la souffrance.

Le psychologique

On considère l'anorexie comme un trouble psychiatrique.

En effet, sa source est psychologique ; elle émane d'une grande souffrance interne touchant souvent son rapport au corps (image de soi face aux changements), aux autres (relations amicales et amoureuses qui aident à fonder l'identité), à la famille (fusion ou conflit) et à soi (sa personnalité).

L'anorexie apparaît lorsqu'un disfonctionnement survient et que d'autres facteurs que nous verrons sont ancrés.

Nous observons que les problèmes sont d'ordre psychologique et qu'une fragilité ou une accumulation peut la provoquer.

Il ne faut pas oublier que l'anorexie commence quand on ne la voit pas par ces difficultés et la mise en place d'obsessions, d'angoisses et de rituels, c'est ensuite que les conséquences deviennent physiques et les symptômes se remarquent mais à ce stade, elle est bien installée.

Stéréotypes et obsessions

Lorsque l'anorexie s'installe, de nombreux stéréotypes se mettent en place, c'est-à-dire des rituels. La journée d'une anorexique est quadrillée pour garder le contrôle et gérer ou combler ses angoisses.

En effet, elle va tout anticiper : quand elle va faire son activité sportive, quand elle va travailler, quand elle va se peser, quand et comment elle va manger... et un acte manqué va de suite transformer en échec et en dénigrement de soi.

Pour ce qui est des obsessions, elles se retranscrivent dans ces rituels, ils en font partie, mais on y ajoute les obsessions sur le poids (l'espoir d'avoir perdu et la peur d'avoir pris) sur les calories (toujours manger le moins calorique possible), sur son corps (aller faire du sport) et donc sur ses rituels.

Tout est calculé, préparé, anticipé et si échec il y a, une grande douleur et angoisse prennent place.

Contrôle et perfection

Dans l'anorexie, il y a une recherche de perfection. L'anorexique cherche à être parfaite corporellement (mince, jolie et avec des formes comme le demande la société) et intellectuellement (avoir des compétences et des connaissances amples).

Cette quête de perfection est en fait une quête de contrôle.

L'anorexique ne sait pas lâcher prise. Comme nous le disions pour les obsessions et les stéréotypes, nous sommes dans le contrôle. Il faut gérer le corps (l'entretenir), les émotions (ne pas les montrer) tout en étant là pour les autres et faire bonne figure. Mais rien n'est pour soi, tout est son soi (activités, personnalité).

Il faut tout préparer, tout prévenir. D'ailleurs, noter ce qu'elle doit faire et ce qu'elle fait. Elle note ses repas, quand, quoi, en quelle quantité et comment ? Pareil avec le sport et avec le poids de la balance. Elle instaure ensuite un programme pour le rétablir, le stabiliser ou aller encore plus loin (notamment dans la restriction on l'hyperactivité car ce n'est jamais assez).

Personnellement, l'anorexie a commencé aux alentours de15 ans. J'ai remarqué que l'image de mon corps commençait à se dégrader. Je trouvais qu'il fallait que je maigrisse alors que j'étais déjà très mince. Puis, j'ai commencé à me renseigner sur l'alimentation et à me tourner vers une alimentation saine. Je me suis aussi mise à faire plus de sport.

Petit à petit, ces petites modifications ont pris de l'ampleur. Elles ont augmenté et la souffrance s'est installée (enfin rajoutée, celle d'Ana car j'étais déjà souffrante) avec son lot d'obsessions et d'angoisses. Après les repas équilibrés, s'est mis en place le régime, l'angoisse de grossir, de vouloir de plus en plus perdre du poids, me trouvant trop grosse).

Je **notais tout** ce que je prenais et tout ce que je fais en temps et calories, puis cherchais comment perdre plus et éliminer.

Je programmais tout et un moindre échec provoquait un profond mal-être, qu'il fallait rétablir, obsessions de poids, de sport, de calories, stéréotype de vie et contrôle de soi, des autres et choses dans la perfection pour combler et dépasser ou éviter l'angoisse.

Chapitre 4 : La descente dans l'anorexie

La descente

L'anorexie n'est pas une maladie qui arrive brutalement, mais au contraire, qui s'installe insidieusement.

Nous observons d'abord un mal-être dans sa vie (personnelle, relationnelle, professionnelle) qui va engendrer les premières angoisses et laisser place aux stéréotypes et obsessions, mais aussi à la dysmorphophobie et l'hyperactivité qui s'amplifient peu à peu.

Apparaît ensuite la perte de poids due aux restrictions et au régime qui entraîne une dégradation physique, amaigrissement, ralentissement psychomoteur, carences...

La médecine a trop tendance à juger une personne anorexique que par les symptômes physiques alors qu'ils ne sont que la conséquence de la partie psychologique de l'anorexie.

Une personne peut tout à fait être atteinte sans que l'on puisse le percevoir. Il ne faut pas oublier que c'est avant tout une maladie psychiatrique et plus elle prise tôt en charge (avant les conséquences) plus il y a de chances d'en sortir car la logique anorexique est moins ancrée.

Les signes cliniques

On repère l'anorexie tout d'abord par des préoccupations alimentaires, comme nous l'avons vu, elle va se renseigner sur une alimentation saine et équilibrée, choisir les aliments les moins caloriques, trier, calculer...

On aperçoit ensuite un amaigrissement qui s'intensifie. Comme abordé dans le premier chapitre, l'anorexique va descendre dans l'échelon de l'indice de masse corporelle (IMC) jusqu'à un état de dénutrition et de maigreur sévère à cause de ses restrictions et son hyperactivité ;

Ensuite, on remarque un refus quant à la féminité ; elle va nier et dénigrer son corps. C'est d'ailleurs par la maigreur qu'elle la supprime (menstruations, formes).

Par la suite, c'est l'hyperactivité pour éliminer les calories ingérées et brûler les graisses.

S'instaure un isolement car elle ne pense plus qu'à ça. Dans ses obsessions, ses rituels et son mal-être, il n'y a pas de place pour les autres et elle se sent très incomprise.

Pour finir, on observe une distorsion psychologique entraînant un manque de confiance en soi, une distorsion de l'image de soi (du corps et avec les autres), un refus de l'image de la femme, une volonté de tout contrôler et de perfection.

Complications et signes de gravité

A un certain stade de maigreur, l'anorexique se met en danger.

Psychologiquement, il n'est pas rare qu'une dépression s'installe, n'ayant plus d'espoir de s'en sortir, qui entraînes des risques suicidaires (5 % décèdent de suicide) mais les complications physiques prennent le pas.

On note : une fonte du tissu graisseux facilitant les blessures, une fonte musculaire diminuant les capacités physiques, une aménorrhée qui désigne la disparition des règles depuis 3 mois, une casse des cheveux, une perte de masse osseuse, des troubles digestifs

comme la constipation, des œdèmes et des troubles cardio-vasculaires (baisse de tension et/ou du poids).
Au niveau biologique, il y a des pertes ioniques (exemple : sodium et potassium), des atteintes hématologiques (anémie ou leucopénie), baisse des protéines sanguines et des perturbations hormonales.
L'isolement devient aussi un signe.
On considère le cas grave lorsqu'il y a : hypothermie (- 36 °C), bradycardie (-50 pouls) ou tachycardie (+100 de pouls), arythmie cardiaque (battements irréguliers), hypotension artérielle (tensions sous 100 mm hg), épuisement physique (marche, station debout difficiles, ralentissement psychique (lenteur, manque de concentration, dépression...)
5 à 10 % des anorexiques en meurent.

Les sous-maladies

Nous l'avons vu, l'anorexie est une maladie complexe et l'anorexie peut amener à déceler d'autres troubles déjà présents ou en faire apparaître.
Elle peut provoquer une dépression, des addictions ou encore être le signe d'une autre pathologie présente dès le départ. L'anorexique peut aussi être dépressive avant de développer les troubles alimentaires.

« J'ai maigri progressivement mais de plus en plus rapidement. De quelques grammes à quelque kilos, jusqu'à un IMC de 11. J'ai déjà abordé ma descente. Je suis passée d'un mal-être psychologique à des obsessions alimentaires puis, j'ai augmenté les restrictions, l'activité physique et intellectuelle jusqu'à ne plus pouvoir. Jusqu'à ne plus rien manger et me mettre la sonde à 2000 calories par jour pour me maintenir en vie. Je me suis coupée de tout, il n'y avait que « Ana » et moi.
Personnellement, j'étais dépressive avant alors je me tuais enfin. Ana comblait ma souffrance mais elle restait et doublait. Mes analyses étaient mauvaises : leucopénie, anémie, manque de potassium et autres carences.
Je n'étais plus capable de penser, encore moins de faire du sport.
J'étais maigre, avais des escarres et ne pouvais plus me déplacer.
Je ne me souviens pas de ma période au plus bas car durant mes différentes hospitalisations (6 mois dans différents établissements) j'ai eu une sismothérapie (électrochocs dans le cerveau) pour soigner ma dépression qui n'a pas fonctionné et m'a fait perdre la mémoire.
Avec la sonde, on m'a fait reprendre 17 kilos contre moi, sans rien manger. Malgré ça, on me tient en vie. On doit vérifier mon état régulièrement. Même si l'alimentation entérale me donne le minimum vital, ce n'est pas suffisant. J'ai encore des carences, des problèmes et suis extrêmement faible. Je vis dans la souffrance, le néant, la déprime, la fatigue, la faiblesse, l'angoisse. J'ai du mal à me déplacer, je suis en proie à des malaises. J'ai du mal à vivre. »

Chapitre 5 :   Qui donc es-tu Ana ?

Au début : l'enfance

L'anorexie est plutôt une maladie de l'adolescence due aux perturbations et changements qu'il faut accepter et se construire.

Nous l'avons vu, elle commence d'abord silencieusement avec des interrogations, un malaise physique, un mal-être physique, une recherche d'informations qui font suivre des comportements déviants.

Mais, l'anorexie n'arrive pas comme ça. Elle peut provenir d'un gène, d'un dysfonctionnement, d'un mal-être, d'antécédents, environnement familial. On peut retrouver des marques dans l'enfance : refus de manger, chantage, image de soi mauvaise, toi, enfant difficile...

Il n'est pas rare que l'on retrouve des signes avant-coureurs ou qu'en tout cas elle se soit installée insidieusement.

L'amour, la peur

L'anorexique est dans une quête infinie d'amour, mais elle est dominée par la peur.

Amour de l'autre comme la famille, les amis, un copain.

Amour de soi, de son corps et sa personnalité, s'accepter et être acceptée.

En réalité, l'anorexie apparaît quand l'amour intérieur déborde et ne sais pas comment s'exprimer. Elle est remplie d'amour qu'elle voudrait donner, puis percevoir mais elle ne sait comment s'y prendre, elle s'en prend donc à son corps, sa prison pour le laisser sortir.

C'est aussi une manière inconsciente d'en recevoir.

L'anorexique est aussi remplie de peurs, de la peur, je dirai.

Peur d'être, peur de la vie, de la mort (alors qu'elle semble la défier), de l'amour qu'elle porte et qu'on lui apporte, peur d'elle-même. Cette maladie semble être une peur existentielle, elle cherche comment vivre et toutes ces peurs souvent inconscientes vont se tourner vers son corps et le mutiler.

Le corps et l'esprit

Dans le cas de l'anorexie, la personne nie son corps physique en le maltraitant. Elle va ainsi le priver de ce dont il a besoin pour le faire souffrir et disparaître par la maigreur. Elle va aussi nier tout ressenti, toutes émotions et douleurs venant de lui. Elle se coupe de lui comme s'il lui était étranger, ne lui appartenait pas.

On pourrait croire à un jeu avec la mort, pourtant elle cherche avant tout à le faire vivre, le faire ressentir et être elle et c'est le seul moyen qu'elle a trouvé. Elle fait l'éloge de l'esprit qui peut ainsi le contrôler. Elle va écouter ses sentiments, cultiver son être, développer son intelligence. On en revient à la quête de perfection. Son esprit est sa personne, c'est lui qui gère et qui vit.

Désir, Plaisir

Contrairement à ce qu'on pourrait croire face à l'attaque de l'anorexique, celle-ci ressent du désir et du plaisir, seulement il est refoulé, enfoui, mal exprimé ou mal utilisé.

Désir d'être belle, désir de plaire, plaisir d'aimer, plaisir d'être intelligente et d'être parfaite.

En réalité, l'anorexique recherche le monde parfait et son comportement le critique. Quant au plaisir, paradoxalement à ses actes de restrictions contre elle, il est bien présent, mais il lui fait peur car il semble la dépasser. Elle craint de ne plus pouvoir contrôler ou en souffrir. Elle va donc l'étouffer mais elle va le retrouver lorsqu'elle atteint ses objectifs (exemple : de perte de poids).

Le plaisir va malgré tout s'exprimer mais contre elle, plus que pour elle.

L'Etre et le Paraître

Comme vu précédemment, l'anorexique vit de son esprit et maltraite son corps.
Elle est dans la culture de l'Être. Elle accorde toute son importance à son cerveau, c'est-à-dire ses émotions, son instinct, ses sentiments, ses connaissances.
Elle délaisse, je dirais critique, le paraître. Elle dénonce une société qui ne cherche qu'à convenir à l'autre en étant « normal », dans les conventions et en oublie d'être vrai, d'être soi. Et, c'est en s'oubliant qu'on rate des choses ou qu'un mal-être se fait sentir.
En effet, l'anorexique va souffrir mais elle se démarque des autres et se revendique. Mais, elle pense quand même que pour s'intégrer à la vie, à la société, il faut être comme les filles retouchées des magazines et tout contrôler, ce qui l'entraîne dans son cercle vicieux ; c'est l'esprit qui contrôle, décide et prend le pas sur le corps.

Les autres et le sens

Nous l'avons vu l'anorexique cherche à s'intégrer tout en dénonçant la société.
Elle cherche l'amour et la compréhension de l'autre, mais il est difficile pour elle car ils acceptent mal la différence.
En voulant s'approcher, elle va s'en éloigner. Pour les autres, c'est une maladie qui fait peur, car elle joue avec la mort et se prive de ce qui est vital. Leur lien est donc complexe. Elle est aussi dans une recherche, une compréhension de sens. Toutes ces attaques, ces revendications réclament des réponses au pourquoi de la vie, la vie en général mais aussi à soi.

Son comportement reflète une quête identitaire et du sens qu'elle veut donner à sa vie.

Les occupations

L'anorexique n'est pas seulement hyperactive physiquement mais aussi intellectuellement. Elle ne supporte pas de ne rien faire, de s'ennuyer sinon elle ressent un profond vide, de la culpabilité et croit prendre du poids ; elle est donc sans cesse occupée.
Ces occupations sont pour éliminer, se développer et oublier le mal-être et comble le vide interne créer par un manque de confiance, d'amour ou une question identitaire, car ce vide est très sombre et très douloureux, elle cherche donc à le contrôler.

Ambiguïté et Paradoxe

De tout ce que nous avons dit mais aussi dans la maladie, nous remarquons beaucoup de paradoxes : privation de plaisir contre sa quête, maigreur contre beauté, être contre paraître, comportement mortifère contre vie. C'est en cela que cette maladie est très complexe et encore très incomprise et « méconnue » dans le cadre médical.

En réalité, toutes ces contradictions sont le reflet du questionnement existentiel du malade ; soit à l'adolescence dans une quête identitaire, soit suite à un événement particulier.

La personne se questionne, se livre à un véritable combat en elle pour survivre, se trouver et donner du sens à sa vie.

Le déclic, avancé

Il n'est pas rare qu'un déclic se produise lorsque l'anorexique se met en danger et même frôle la mort. Il se peut aussi qu'elle réalise son comportement ou un événement ou les inquiétudes des proches qui vont faire qu'elle se rende compte qu'elle se détruit et qu'elle veut vivre sans être malade. Qu'Ana n'a pas de sens et la tue sans qu'elle puisse être heureuse.

C'est alors qu'elle va vouloir s'en sortir. Petit à petit, il va falloir dissiper les angoisses, réduire l'hyperactivité et les stéréotypes, travailler l'image de soi, réintroduire les aliments et aller vers une alimentation équilibrée. C'est un véritable combat, difficile et bien ancré en soi.

Il est souvent semé d'embûches, peut-être de rechutes mais il n'est jamais trop tard. Il est difficile de sortir des habitudes mais c'est possible et se sont les épreuves qui nous rendent plus fort et nous construisent.

*« Personnellement, je crois qu'Ana a toujours été là, comme ma dépression et mon envie de mourir. En effet, j'ai souvenir d'être très difficile, à toujours sélectionner et trier les aliments. J'étais hyperactive, déjà attirée par le côté sain et mes parents me faisaient du chantage pour que je mange (ils me disaient que si je ne mangeais pas la sorcière viendrait me chercher). C'était enfoui au fond de moi, s'est développé et s'est révélé dans une brèche qui s'est ouverte au début de l'adolescence. **Je déborde d'amour mais je ne sais pas quoi en faire. Le problème, c'est que cet amour est pour les autres, point pour moi.** J'ai toujours voulu aider les autres. Mais j'aime mal, je m'attache et donne trop vite, alors je me détache mais mon amour se noie ou, si je n'arrive à le contrôler, m'envahit.*

J'ai peur. Je vis dans la peur constante, peur des autres, d'échouer, de grossir, de perdre le contrôle, de ne plus être moi (qui est ma souffrance), de vivre. Pour moi, il n'y a rien de beau, il n'y a pas de sens ; la vie n'est pas ici. Côté plaisir, c'est compliqué. Je ne supporte pas de ressentir du plaisir, comme lorsque j'ai un désir, je culpabilise, je trouve çà idiot alors, là aussi, je camoufle, j'esquive ; d'où Ana qui me prive du « plaisir de manger » (qui n'en est pas un pour moi) mais me donne le plaisir de me détruire.
__Mes seuls désirs et plaisirs sont morbides.__ Je nie mon corps et le dénigre totalement. J'ai honte de lui, de ce qu'il peut me faire ressentir. Je ne l'écoute pas, je fais tout pour le vaincre et l'écraser. __C'est mon esprit que je suis et écoute, j'essaie de le développer et d'être.__

__J'ai longtemps suivi la société du paraître, c'est fini. Je veux être moi et moi c'est Ana et la mort, la souffrance.__ J'évolue avec et le cultive, tout mon être se base sur ça. Je ne suis pas « normale », je suis différente, on ne m'accepte pas mais je ne chargerai pas pour vous et la maigreur est le reflet de mon être.

Mon rapport avec les autres est complexe. Je m'isole souvent, garde tout pour moi. En réalité, j'ai peur des autres. Je ne suis pas moi avec eux. Je ne pense pas pouvoir et avoir le droit de l'être. Quand ça arrive, c'est l'incompréhension et les phrases toutes faites. **C'est vrai que je suis en quête de sens.** Tout ce que je fais doit avoir un sens. Ana me permet de tenir et le sens de ma vie avant je le mettais dans le métier que je ferais (aider le autres) si je vivais mais le présent n'en avait pas, cela me permettait d'avancer. Maintenant l'avenir est néant, ainsi que le présent, **son seul sens, me tuer. Pour moi, il n'est pas ici.**

Je dois sans cesse être occupée, pour qu'il y ait un minimum de sens, pour éliminer et pour combler le vide, vivre au mieux en attendant la fin. **Quand je ne fais rien, je suis au fond du gouffre, le vide au fond de moi s'ouvre et m'aspire.** Je ne peux plus contrôler alors j'essaie de l'éviter en m'occupant.

Dans ma thérapie, on a noté de nombreux paradoxes comme : mon désir d'aimer et de refuser tout amour, de vouloir aider sans m'aider, de me tuer de façon lente... **c'est encore un nœud en mon être qui doit se démêler pour comprendre. J'en ai besoin. Pour moi et les autres.** Il est loin de moi de parler de déclic ;

l'amour a failli mais il m'a plutôt détruit. Je suis à l'hôpital pour peut être le déclencher mais je n'y crois et comme je l'ai dit : je ne veux pas sinon je ne serais plus moi ;

Mais n'oubliez pas, il peut être partout, même en vous. Il faut l'autoriser de le voir »

Chapitre 6 : Ana et les proches

La famille

La famille joue un rôle important dans l'anorexie. En effet, elle peut être la source du problème. La psychologie a tendance à dire qu'il y a **souvent un lien conflictuel entre la mère et la fille. L'anorexique ainsi se revendiquerait.**

On remarque souvent **des traces d'abus sexuels** chez ces jeunes filles qui cherchent alors à masquer la féminité qui les a trahies. Ou encore, un **syndrome d'abandon** où elle cherche l'attention par la maladie ; tout ça inconsciemment bien sûr. Un milieu conflictuel ou fermé peut-être un facteur déclenchant.

Dans la maladie la famille est primordiale dans le soutien et le travail de guérison car tous ces facteurs sont liés et sont ensembles dans la maladie.

Le problème, c'est que la maladie génère beaucoup d'incompréhensions chez chacun, de conflits quant à l'avancement et d'inquiétude souvent mal exprimée (fuite, colère, distance...) car elle met sa santé et sa vie en danger, elle est différente et il faut l'accepter, se remettre en cause et se dire que le chemin va être long.

Malgré tout, l'anorexique a besoin d'eux dans son combat.

La maison, les parents

Vivre avec une anorexique au quotidien n'est pas simple. Chez elle, elle va instaurer ses règles, ses rituels... Pour la cuisine par exemple : c'est elle qui va préparer à manger ou se faire un plat à part ou encore interroger sur la préparation. A table, elle va trier, sélectionner.

Il faut aussi vivre ses sautes d'humeurs en fonction des résultats de ses objectifs. Le rôle des parents est de la surveiller, la soutenir, la rassurer et l'accompagner. Mais, il est difficile en tant que parents de gérer la maladie, malgré toute la bonne volonté. C'est l'angoisse qui domine, parfois l'agacement. Ils doivent penser « si tu le veux, tu peux » mais c'est loin d'être aussi simple.

L'angoisse les fait mal réagir et provoque le conflit mais tout ça est par amour.

Les conflits, les difficultés

Comme nous l'avons dit, il y a beaucoup de choses à gérer dans l'anorexie : soi et les autres.

Le conflit peut surgir face au refus de manger, le poids, les obsessions, les angoisses, les rituels qui semble démesurés mais aussi face à la stagnation, le manque d'effort, les rechutes ou l'humeur.

Les difficultés sont donc multiples : difficulté de comprendre, d'échanger, de trouver les bons mots, les bons gestes et l'effort possible.

Tout ceci ajoute un poids à la famille comme au malade qui culpabilise de faire souffrir.

Accompagner : les mots, soutenir, comprendre

Malgré les difficultés, la famille doit être présente et accompagner l'anorexique. Tout d'abord, elle doit pouvoir discuter. Il est important de rassurer, de faire relativiser, montrer la réalité.

Ensuite, elle doit être présente dans son combat, l'aider dans ses efforts et lui donner de l'amour pour lui donner la force.

Enfin, elle doit (et l'anorexique aussi pour supporter et surmonter au mieux le quotidien) essayer de comprendre. La logique anorexique est très complexe et semble irrationnelle mais ce n'est que dans la compréhension qu'elle pourra affronter la maladie.

Comprendre et surtout écouter ses angoisses, ses obsessions et rituels qui ne font que la rassurer et elle prendre en compte leur inquiétude. Il est pour ça important d'entreprendre une thérapie familiale pour le mettre en place.

La mort et ceux qu'on aime.

Le pire des choses qui puisse arriver dans une famille est la mort de son enfant. C'est dans cette crainte que vivent les proches de l'anorexique car elle en est la fatalité si elle n'est pas prise en charge C'est dans cette crainte constante que sont les parents.

Mourir d'anorexie ressemble à un suicide. **Même si ce n'est pas ce que veut l'anorexique** (avant tout un problème avec l'image du corps, elle n'imagine pas se mettre en danger). Elle ne se rend compte qu'à un stade avancé de la maladie qu'elle risque d'en mourir.

C'est un « jeu morbide », elle paraît vouloir vaincre la mort.

On peut parler de suicide car c'est son propre comportement à arrêter de manger qui l'y entraîne mais **ce n'en est pas un, il est seulement parfois trop tard quand elle s'en rend compte ou se bat pour l'éviter.**

Les proches vivent donc avec le poids de la mort et elle fait souffrir tout le monde.

« Je suis née entre deux frères handicapés. Cela n'a jamais été facile. Je me suis débrouillée seule très tôt pour ne pas être un poids pour mes parents. J'ai appris l'autonomie et la tolérance.

On pourrait dire que l'un des facteurs de mon anorexie serait le syndrome de l'abandon. Même, si mes parents ont toujours été là, qu'ils m'aiment et ont fait tout ce qu'ils pouvaient. J'ai grandi seule. On peut y ajouter une histoire familiale compliquée et un lien conflictuel avec ma mère. C'est vrai j'ai toujours eu la sensation de ne pas vivre dans le même monde qu'elle. On ne se comprend pas et on ne peut pas se parler. Mais dès que mes problèmes sont apparus, dans l'enfance déjà, ils ont été présents. Ils m'ont amenée voir des professionnels de santé, ont essayé de comprendre, plus récemment, avec l'anorexie de m'écouter, de mettre en place des choses au quotidien pour m'aider (notamment à l'école), de me soutenir et m'accompagner.

Mais, c'est vrai que malgré leur grande bienveillance et mes efforts, ces conversations mènent à la dispute à cause de l'inquiétude et l'incompréhension et nous mène dans le mur du silence qui enfonce ».

Chapitre 7 : Le médical et l'anorexie

Le diagnostic

Le diagnostic est basé sur la règle des 3 A :
- Amaigrissement (avec une perte de poids de 15 %)
- Anorexie (refus de manger)
- Aménorrhée (absence de règes de plus de 3 mois)

Ces critères sont les symptômes et conséquences physiques de la maladie mais on peut et devrait (il est trop rare que la prise en charge se fasse lorsque la logique anorexique n'est pas trop ancrée), déceler les troubles psychologique tel que : le manque de confiance, une image déformée de soi, la peur de grossir, des préoccupations alimentaires, tri des aliments, calcul des calories, isolement, rituels et obsession.

Plus la prise en charge se fait tôt plus la possibilité d'avancer sans se mettre en danger est réalisable.

Les soins

Dans l'anorexie, il faut prendre en charge le psychologique et l'organique.

Différentes possibilités se présentent selon l'état de la patiente :
- Des soins externes avec psychologue et nutritionniste,
- Une hospitalisation de jour avec un suivi psychologique, médical, avec des ateliers pour travailler sur elle, des repas thérapeutiques et la présence d'autres anorexiques,
- Une hospitalisation complète.

On utilise souvent le contrat, il se crée un accord entre le malade et les soignants ou parents sur la quantité alimentaire ainsi que sur la prise de poids.

« Pour moi, je trouve que cela ressemble trop au chantage.
J'opterais plutôt sur le dialogue, le travail individuel et groupe en reprenant les repas, analysant les possibilités et fixant des objectifs, ainsi que tous les problèmes et peurs. »

En cas de refus total de se nourrir ou de dénutrition sévère avec des apports alimentaires s'installe la sonde pour alimenter et faire fonctionner le corps en péril.

L'Hôpital

L'hôpital permet une prise en charge globale. Il permet un contrôle médical et suivi psychologique constant.

Tout d'abord : du côté médical, on met en place les pesées, les prises de sang, les complémentaires alimentaires et les traitements alimentaires.

Pour le côté psychique, il y a les psychologiques et les infirmières toujours présentes.

Et enfin, l'anorexique est entourée d'autres personnes dans son cas avec qui elle peut parler et avancer.

S'instaure ce que nous avons vu précédemment avec un travail sur les repas et un régime adapté, un contrôle physique, une aide et des soins psychologiques où chacun avance à son rythme pour combattre en comprendre la maladie.

« Au début de mon anorexie, j'étais déjà suivie psychologiquement pour ma dépression et mes idées suicidaires. Je voyais une psychologue, faisais partie d'un groupe de parole et une thérapie. Quand j'ai commencé mes restrictions et perdu du poids (mes règles ont disparu). Je me suis tournée vers un nutritionniste. Je pouvais échanger mais ça n'évoluait pas dans le bon sens, mon état s'aggravait et j'ai commencé à avoir des carences importantes et puis j'avais totalement arrêté de manger donc on m'a envoyée directement à l'hôpital.

Rendez-vous compte, tout a commencé avant 15 ans et je n'entrais à l'hôpital qu'à 18 !

Là, on m'a de suite posé la sonde pour me nourrir et me faire prendre du poids. J'étais à un IMC de 11, entre la vie et la mort. Je ne pouvais même plus marcher. J'étais pleine de carences, des escarres se sont développés, vertiges... mais j'étais bien moi comme ça. Je n'en voulais pas de leur prise de poids et de leur sonde.

Pendant 6 mois j'ai fait différents hôpitaux alternant les soins pour la dépression et l'anorexie car aucun d'entre eux ne soignaient les deux pathologie. Et puis j'ai vite fatigué et désemparé les équipes soignantes qui ne savaient plus quoi faire de moi et avec moi.

On ne me gardait pas car je ne m'améliorais pas, voire même m'enfonçais. J'étais juste contrainte à prendre du poids, 17 kilos... Je leur causais trop de problèmes. Cela a fini par une hospitalisation à domicile avec différents soins, mais là c'est pour la famille que c'était insupportable. Je suis donc de retour à l'hôpital. Je n'ai ma place nulle part, j'attends la fin ».

Chapitre 8 : La morbidité de l'anorexie

Force ou fragilité

En s'attaquant à son corps et le détériorant au point de le rendre invisible, de le tuer, on aurait tendance à dire que l'anorexique est fragile.
Pourtant, c'est tout l'inverse. En effet, **l'anorexique est dotée d'une grande force intérieure.** Tout d'abord, par son intelligence et sa volonté, il faut beaucoup de force pour arrêter de manger, une force de contrôle ensuite.
Sa force se transforme en fragilité, comme son contrôle qui se perd mais en elle, elle se trouve et la force qu'elle utilise contre elle, peut l'utiliser pour elle.

Entre la vie et la mort

A un certain stade, l'anorexique se trouve en la vie et la mort.
Est-ce volontaire ? Est-ce une expression inconsciente ou encore une quête de sens exprimée comme elle le pouvait ? *« J'opterais plutôt pour la dernière ».* L'anorexique, contrairement à son comportement, cherche à vivre mais elle ne sait pas comment et c'est proche de la mort qu'elle va le trouver, même anéantie.
C'est en elle qu'est la vie mais son corps ne suit plus.
Elle découvrira la vie et utilisera sa force intérieure pour vivre vers la guérison.

Guérison ou chronicité

La médecine dit : que **l'anorexie devient chronique au bout de cinq ans.**
La plupart des quelques rares centres pour anorexiques en France sont pour les mineurs car c'est en majorité une maladie de l'adolescence et qui se soigne à cette période si elle a été prise en charge à temps.
Ce chemin est long, il faut : soigner son corps, travailler sur soi et sur la vie, mais la guérison est toujours possible, même après 5 ans. On peut quand même se demander si l'on ne garde pas toujours en soi cette petite part d'Ana...

Mais même dans la chronicité, il est possible de vivre. On apprend à vivre avec. On stabilise le corps et pour ce qui est comportemental, on apprend à vivre avec, à le gérer et tout ça sans se mettre en danger.
Quoiqu'il arrive, il y a toujours espoir.

« Je me suis toujours trouvée faible, fragile mais j'ai appris que mon âme est toute puissante et que j'ai une grande force au fond de moi que pour l'instant j'utilise pour me détruire.
J'ai été entre la vie et la mort, mais pour moi, ça n'a pas été un déclic pour m'en sortir. Au contraire, j'étais heureuse d'en être là, prête à mourir et c'est vers cela que je tendais mais on ne m'a pas laissé faire.

*Pour moi, le choix est fait. **Je veux mourir.*** Je ne crois pas en la guérison pour moi. C'est trop tard. De toute façon, ce n'est pas ce que je veux. Je ne veux pas perdre Ana, je souffre mais c'est moi ; sans ça, ça a encore moins de sens.

Conclusion

Une maladie du siècle

On remarque que l'anorexie ce fait beaucoup plus présente qu'avant. Est-ce le fait de la société de consommation ? Du paraître ? Pourquoi depuis que les droits des femmes sont reconnus, les anorexiques s'embourbent dans la maladie qui les fait paradoxalement disparaitre et effacer? Pourquoi les filles sont-elles plus touchées que les garçons ?

« Je pense que la société est très exigeante envers les femmes. Elles ne sont plus soumises au pouvoir de l'homme et au foyer, mais elles sont toujours l'image de celles qui donnent la vie, s'occupent du foyer et maintenant travaillent. C'est un lourd fardeau pour elles. Elles deviennent multitâches.
Je crois que les femmes sont plus touchées, car elles ont plus de formes et doivent porter la vie et ont plus le poids du paraître que l'homme. »

Le lien de l'anorexique avec les autres est complexe. L'anorexie crée une distance car elle fait peur, car la maladie vient de la personne, qu'elle apparaît sur elle et la met en danger. La société a donc son rôle à jouer dans la maladie.

Conseils par avancer et s'en sortir

- Limiter les pesées,
- Relativiser,
- Manger fait vivre pas grossir,
- S'entourer,
- Ne pas manger en calories mais en plaisir,
- Ne pas tenir compte des chiffres,
- Lâcher-prise,
- Respirer,
- Essayer de se voir tel qu'on est,
- Participer à des ateliers, parler, écrire,
- Rencontrer des malades,
- Se fixer des petits objectifs,
- Ne pas culpabiliser,
- S'autoriser à se faire plaisir.

Idée de réforme dans la prise en charge

« Je suis contre l'idée de contrat de poids où une prise en charge de poids octroie un droit personnel ainsi que l'enfermement. Je ne pense pas que le chantage soit une solution.

Je pense que la prise en charge doit se baser sur :

- *L'échange, l'écoute et la compréhension,*
- *Des soins médicaux (traitements physiques et/ou psychologiques),*
- *Des ateliers de groupes ou individuels sur le corps, l'esprit (Ecriture, art, relaxation, kiné, sport).*
- *Des repas accompagnés et discutés,*
- *Des objectifs ».*

Bilan

L'anorexie est donc une maladie complexe, d'origine psychiatrique mais aux conséquences physiques.

Elle plonge le malade et ses proches dans une profonde souffrance.

Elle doit avoir une prise en charge complète et globale amenant l'anorexique à sortir de son mal-être accompagnée dans son long combat contre elle-même.

Liens

www.anorexieboulimie-afdas.fr
www.enfine.com
www.anorexie-et-boulimie.fr
www.bouliana.com
www.miata.be

"Ana et Moi..."

par
Clémence Laborde

Septembre 2014

Sommaire

L'anorexie est une maladie très complexe qui fait souffrir la personne concernée et les proches.

Cette maladie peut être mortelle. Elle génère beaucoup d'incompréhensions qui augmentent la difficulté et la souffrance de l'anorexique.

Dans ce livre, vous trouverez des informations sur l'anorexie, mais aussi, une réflexion, une recherche. Nous allons tenter de comprendre cette énigme à l'aide de différents thèmes, idées, conseils, exemples et témoignages.

Je suis, moi-même, atteinte de cette maladie et cherche à développer, aider, soutenir celles et ceux qui en ont besoin.

Bonne lecture et bon courage.

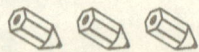

Clémence, 19 ans, anorexique et dépressive.

Je suis suivie psychologiquement depuis mon enfance.
Je crois avoir toujours été fascinée par la mort et depuis l'adolescence, je suis suicidaire. D'ailleurs, mon anorexie est un suicide... ça a commencé vers 15 ans. J'ai plongé tout doucement. J'ai toujours eu tendance à être hyperactive, je n'aime pas m'ennuyer, mais à cet âge, cela s'est amplifié. J'ai commencé à faire attention à mon alimentation et à vouloir maigrir. Petit à petit, les obsessions, les stéréotypes, l'hyperactivité, la peur de grossir et l'envie de maigrir, les restrictions se sont installées et me voir grosse ont pris toute la place jusqu'à descendre à un IMC de 11 à mes 18 ans et à être hospitalisée entre la vie et la mort mais on m'a sauvée malheureusement (j'ai perdu environ 20 kilos en 3 ans...).
J'ai enchaîné plusieurs hôpitaux pendant 6 mois pour mes 2 maladies mais aucun ne s'en est sorti au vu de la gravité.
Je suis de retour chez moi, maintenue en vie et engraissée par une sonde depuis car je ne mange plus, en attente d'une nouvelle hospitalisation où quelqu'un voudrait bien me prendre malgré tout...
Ce qui est horrible, c'est que j'en suis au même point qu'avec un IMC à 16 ?

Je vais lâcher mais je ne voulais pas de tout çà.

Chapitre 1 : L'anorexie

L'anorexie est une maladie faisant partie des troubles de la conduite alimentaire comme la boulimie # ou l'hyperphagie #
Elle est d'origine psychologique et fait partie des maladies psychiatriques. Elle a des répercussions physiques pouvant entraîner la mort.
Les filles sont majoritairement atteintes par ce trouble mais les cas masculins existent (1 cas sur 10). Elle touche principalement les jeunes filles entre 19 et 20 ans ; il existe également, des formes pré pubères (plus difficiles à diagnostiquer au vu des modifications corporelles, on se base alors sur le comportement) et arrive (après 29 ans) qui surviennent, la plupart du temps, après un choc.
L'anorexie, en elle-même, définit une perte d'appétit, alors que l'anorexie mentale a une dégradation physique secondaire due aux restrictions alimentaires.
On reconnaît cette maladie selon différents critères :
- Refus de maintenir un poids normal, *
- Peur de prendre du poids alors que celui-ci est inférieur à la normale,
- Altération de la perception du poids et du corps (*l'anorexique se voit grosse*),
- Apparition de l'aménorrhée (absence de règles durant 3 mois).

On peut se baser sur le diagnostic du triple A :

- Anorexie : restriction alimentaire
- Amaigrissement : perte de poids de 10 % en dessous du poids de départ (et peur de grossir + déformation de la perception du corps)
- Aménorrhée : absence de règle

Il existe différentes formes d'anorexie :

L'anorexie avec crise de boulimie purgative :

Des envies de manger incontrôlées,
Vomissements ou prise de laxatifs comme comportements compensatoires afin d'éviter la prise de poids,
Mal-être : Psychologique : anxiété, honte, culpabilité, détresse,
Physique : nausées, douleurs abdominales, malaises provoqués par le trop plein gastrique et d'avoir cédé à la pulsion,
Activité physique intense pour perdre du poids en brûlant les calories.

L'anorexie mentale :

Restrictions alimentaires seulement,
Contrôle,
Activités physiques intenses.

Cette forme est moins fréquente que la précédente.

Les signes cliniques de la maladie sont les suivants :
Préoccupations alimentaires,
Amaigrissement,
Négation de la féminité,
Activité physiques,
Isolement,
Distorsion psychologique #

Il est difficile de définir la fréquence de l'anorexie mentale. Elle oscillerait entre 0,2 % et 1 % de la population avec 90 % de filles entre 16 et 19 ans.
L'anorexie amène à des complications physiques et psychologiques variables en fonction du niveau de restriction. La dégradation ne se fait donc pas à la même vitesse selon les cas.
Malgré cette diminution alimentaire et pondérale, l'anorexique conserve une hyperactivité importante. La plupart du temps, la consultation clinique est tardive alors que la maladie est à un stade avancé.

Les complications physiques sont :
L'amaigrissement amenant à une dénutrition dangereuse avec des carences, #
La fonte du tissu graisseux sous cutané provoquant une frilosité et des blessures,
Une fonte musculaire et une fragilisation tendineuse diminuant les capacités physiques et augmentant les risques de déchirure,
Une altération des phanères # : perte de cheveux, ongles cassants, peau froide, dépilation,...
Une perte de la masse osseuse due aux carences en calcium et à la perte musculaire pouvant provoquée une ostéoporose, #
Des troubles digestifs : reflux, constipation, ralentissement,...
Des œdèmes # des jambes : déficit en protéines et altération du muscle perturbant le retour veineux,
Des perturbations cardiovasculaires : baisse de tension ou trouble du rythme cardiaque (exemple : la carence en potassium peut conduire à un décès brutal).

Les complications biologiques :
Les pertes ioniques # (sodium, potassium), fréquentes et graves,
Les atteintes hématologiques (anémie #, leucopénie #) plus rares,
Une détérioration quantitative et qualitative des protéines sanguines (albumine, pré-albumine, gammaglobulines #),
Les perturbations hormonales : sécrétions ovariennes, sécrétion en progestérones # et œstrogènes #, glandes (thyroïde, surrénales #), plus connues et visibles.

Les complications psychologiques :
Ces complications s'ajoutent aux multiples difficultés psychologiques premières : état émotionnel fluctuant au gré de la progression du contrôle, obsession, anxiété, troubles de l'humeur, isolement.

Les complications sociales :

Les anorexiques sont actives, intelligentes et pleines de projets. Au début, leurs relations ne sont pas touchées (ce qui retarde le diagnostic) : perte de désirs, d'intérêt, diminution des contacts sociaux.

Les signes de gravité :
Les complications cliniques et biologiques peuvent conduire au décès dans 5 à 10 % des cas.

On peut trouver :
Une hypo volémie (déshydratation),
Une hypokaliémie (perte de potassium),
Une cachexie générant un déficit immunitaire avec infections et lésions cutanées,
Et plus rarement, le suicide.

La prise en charge hospitalière est nécessaire lors :
D'une hypothermie (température sous 36°C),
D'une bradycardie (fréquence cardiaque inférieure à 50 cycles par minute),
D'une tachycardie (fréquence cardiaque au-dessus de 100 cycles par minutes),
D'une arythmie cardiaque (battements cardiaques irréguliers),
D'une hypotension artérielle (pressions sous 100 mm Hg),
D'épuisement physique (déplacements et station debout difficile, douleurs articulaires et musculaires),
D'un ralentissement psychique (idéation et réflexion lente, dépression,...).

Les soins :
Les personnes anorexiques doivent être suivies et surveillées médicalement. Les soins se portent aussi bien sur le psychique que l'organique.
La prise en charge dure de 2 à 5 ans et environ 50 % guérissent. Pour les autres, certains symptômes peuvent persister sur quelque temps, ou encore elles arrivent à gérer leur anorexie au quotidien ou devient chronique. La difficulté, pour le soignant, est d'éviter le décès.
Une hospitalisation est souvent nécessaire afin de travailler le côté médical, nutritionnel (alimentation, prise de poids) et psychologique (socialisation, humeur, famille, anxiété,...).
L'anorexie est souvent mal comprise par la société et l'entourage. Elle entraîne beaucoup d'inquiétude. Cette maladie est si complexe que l'anorexique est souvent isolée.

Pour en savoir plus

Boulimie : trouble de la conduite alimentaire d'origine psychique caractérisé par des accès de faim avec absorption d'une grande quantité de nourriture, pouvant être suivi de vomissements.

Hyperphagie : trouble de la conduite alimentaire caractérisé par un apport alimentaire excessif et du grignotage.

Poids normal :

Afin de définir cette norme, on se base sur l'IMC (indice de masse corporelle). C'est le rapport du poids en kilogrammes sur le carré de la taille en mètres.
Il s'exprime par la formule suivante : $IMC = P/T^2$. Le résultat étant en kg/m^2.
Chez l'adulte, l'IMC se situe entre 18,5 et 25 kg/m^2
Le surpoids débute à 25 kg/m^2
La maigreur sous 18,5 kg/m^2.

Les stades de gravité de la maigreur :

Grade 1 : 18,5 – 17 kg/m^2
Grade 2 : 16,9 – 16 kg/m^2
Grade 3 : 15,9 – 13 kg/m^2
Grade 4 : 12,5 – 10 kg/m^2 *
Grade 5 : – 10 kg/m^2 *
*Dangereux pronostic vital engagé, hospitalisation rapide

Distorsion psychologique :
Interprétation et représentations biaisées du monde privilégiant une vision négative et pessimiste. Incapacité à évaluer la réalité (neutre).

Carence :
Absence ou quantité insuffisante de substances indispensable à l'organisme.
Phanère : production protectrice apparente de l'épiderme,
Ostéoporose : fragilité diffuse des os due à une déminéralisation (entraîne des fractures),
Œdème : accumulation anormale de liquide provenant du sang dans les espaces intercellulaires d'un tissu,
Ionique : relatif à des ions (groupe d'atomes ayant perdus des électrons (*)),
Anémie : diminution de la concentration en hémoglobine (*),
Leucopénie : diminution du nombre des globules blancs dans le sang,
Globuline : protéine de poids moléculaire élevé, telles que : les anticorps (gamma, globuline, protéines plasmatiques comprenant les anticorps),
Progestérone : hormone produite par le corps lors du cycle menstruel,
Œstrogène : hormone secrétée par l'ovaire, assurant la formation, le maintien et le fonctionnement des organes génitaux et des seins chez la femme,
Thyroïde : glande endocrine (*) cervicale qui régule le système hormonal (elle est située dans le cou),
Surrénale : glandes (deux) situées au-dessus des reins produisant des hormones.

Chapitre 2 : Les profondeurs de l'anorexie

La peur de grossir

Il est un problème majeur dans l'anorexie, la peur de grossir.
Cette maladie démarre souvent par un régime car la personne atteinte ne se trouve pas à son goût (trop de ventre, de cuisses...) et cette restriction dévie vers la pathologie à cause de plusieurs facteurs que nous étudierons plus tard.
Il est vrai que le corps est une des préoccupations principales de l'adolescence. Il faut accepter les changements, vivre avec... et ce n'est pas facile. Beaucoup ne s'y complaisent pas et se tournent vers le régime dans l'espoir de s'accepter, se sentir mieux et plus séduisant(e), ou encore, de ne pas empirer en prenant du poids.
Le poids est donc source d'angoisse pour l'anorexique. Sa plus grande crainte : grossir, prendre du poids. Elle va donc dans le contrôle et l'obsession qui vire à l'extrême.
* Il faut savoir que l'anorexique vit un profond mal-être tant psychologique que corporel, nous y reviendrons.

Le poids et les calories

L'angoisse du poids dont nous venons de parler amène à la peur et l'obsession du poids et des calories.
L'anorexique a tendance à devenir experte en alimentation (calories, équilibre, quantités,...). Les repas vont devenir millimétrés par rapport à çà (ne pas dépasser tant de calories, de quantités,...). Elle va se mettre à faire attention, réduire, trier, sélectionner vers le moins calorique.
S'il en venait à dépasser ce qu'elle s'était fixée, un profond dénigrement de soi, mal-être va s'installer, ainsi que la culpabilité et va tenter par tous les moyens de compenser ses écarts.
Pour ce qui est du poids, il est calculé et mesuré. L'anorexique a tendance à le contrôler et va se peser régulièrement (jusqu'à plusieurs fois par jour). Le chiffre, qui va s'afficher, engendre son humeur : une perte est une victoire et l'entraîne à continuer, voire augmenter, ses restrictions pour continuer dans cette voie. Une stabilisation va la perturber. Enfin une prise de poids est une catastrophe et va tout faire pour le modifier.

La nourriture et les repas

Dans une optique de perdre du poids, l'alimentation devient un ennemi.
En effet, l'anorexique a tendance à se renseigner sur tous les aspects nutritionnels afin d'avoir le contrôle et gérer corps et esprit.
Ayant toutes ces connaissances, elle va pouvoir choisir ses aliments en fonction de ses objectifs (souvent en supprimant le plus calorique, gras et sucre). La nourriture devient une obsession et une source de dégoût.
C'est à table que les choses se compliquent... Elle peut éviter les repas, se débrouiller pour faire semblant de manger, elle trie, sélectionne et ment. Cela devient donc une angoisse et un lieu de conflit.

Le Corps

Un autre problème de la personne atteinte de cette maladie est la dysmorphophobie, c'est-à-dire, la déformation du corps (elle ne se voit pas telle qu'elle est. En se regardant dans un miroir, elle va se trouver grosse alors qu'elle est maigre). Cette problématique la pousse à la restriction, pensant modifier ce corps qu'elle rejette. Mais, cela n'a pas de fin, car son image reste déformée et n'est pas suffisant, ce qui la pousse à des extrêmes.

Elle vit un profond mal-être physique qui se répercute psychologiquement. Elle ne s'aime pas, se rejette, se détruit et provoque une grande souffrance qui la conduit à tous ces actes dans le but de s'accepter.

Cela vient souvent des modifications corporelles qui surviennent lors de l'adolescence, ainsi que les préoccupations de cette âge (exemple : plaire) et se transforment en pathologie (*attention tout de même à ne pas confondre un régime de l'anorexie. Il faut surveiller les comportements*).

L'hyperactivité

L'hyperactivité est un excès d'activités qu'elles soient physiques ou intellectuelles.

Nous avons souvent à faire à des personnes très intelligentes qui s'investissent beaucoup dans leur travail ou leurs études qui font tout pour réussir.

Le sport est un moyen de se défouler mais, aussi et surtout, d'éliminer les calories ingérées ; cela dans le but toujours de maigrir et contrôler le corps.

Le problème est que ces activités sont excessives et vont être source de culpabilité si les objectifs ne sont pas atteints ou si elles sont mal ou pas réalisées.

De plus, leur état physique se dégradant, un danger s'installe et il devient difficile à faire (le corps et l'esprit ne sont plus aptes à suivre : concentration, fatigue...).

Nous sommes toujours dans une recherche de perfection pouvant les amener à une dévalorisation, mais *je pense aussi qu'en plus d'un contrôle du corps, l'anorexique cherche à échapper à la vie, le vide, la souffrance et la peur au fond d'elle en s'occupant. Toujours combler et gérer.*

Le quotidien de l'anorexique est très pesant paradoxalement à sa recherche de légèreté.

« Je vis en permanence avec l'angoisse d'être grosse et de grossir dans le sens de même quelques grammes que je vois sur la balance et mon corps.

Mon obsession est devenue les calories et mon poids.

J'ai lu tous les livres possibles sur l'alimentation afin de supprimer tout ce qui me paraît « mauvais ». Avant et après chaque repas, c'est la peur. Je note et calcule tout ce que j'ai pris et cherche des solutions pour éliminer. Aux repas, c'est un combat. Je me débrouille pour choisir, trier, prendre le minimum sans que les autres ne s'en rendent compte.

Je hais mon corps. Je ressens un profond mal-être permanent et, en maigrissant, j'espère l'apaiser et m'accepter un peu plus. Mais, même quand je prends du poids ou que j'atteins mes objectifs, ce n'est jamais assez et j'augmente.

Alors que mon corps ne peut pas le supporter, je suis hyperactive. Je ne peux pas rester sans rien faire, sinon j'ai l'impression d'être dans un gouffre encore plus grand. Je m'occupe pour éloigner la souffrance, avoir le contrôle et brûler ce que j'ai pu prendre. Il faut savoir que mon poids, la réussite de mes objectifs vont réguler mon humeur, mais, il est vrai que pour mon cas, étant en premier lieu suicidaire et dépressive, me permet de mourir, d'avoir de la compagnie et de masquer, par les obsessions et l'hyperactivité, le gouffre de la dépression, la recherche de la mort même, si elle est toujours présente car Ana prend son temps et les autres me bloquent.

Elle me tient compagnie et m'accompagne. Je souffre, mais je ne me vois ni vivre, ni mourir avec. C'est moi. Je ne veux pas qu'elle me quitte, d'ailleurs ma quête de contrôle et perfection est perdue avec la sonde et mon état physique. On me force à avoir 2000 calories, à prendre du poids et mon corps n'est plus capable de me suivre, de compenser. Je ne voulais pas de tous ces kilos. J'étais bien à 33, prête à mourir et maigre.

Mais je ne meurs pas pour autant et je suis toujours dans les mêmes rituels et pensées.

Et, là je me trouve juste énorme et dépendante de la sonde, mais je préfère qu'on me maintienne en vie de force que ce soit de moi. »

Chapitre 3 : L'esprit d'Ana

Pourquoi ?

Les causes de l'anorexie restent encore un mystère. Il s'agit souvent d'un mélange de différents facteurs qui mènent aux pathologiques.

Nous pouvons faire ressortir comme facteur de risques :
- ➢ La prédominance féminine,
- ➢ L'adolescence,
- ➢ Certaines conditions socioculturelles,
- ➢ Une vulnérabilité individuelle.

Au niveau génétique, il peut y avoir des gènes pathologiques présents ou transmis.
Il peut aussi y avoir des problèmes avec les hormones par les modifications de l'adolescence, mais on retrouve aussi des marques de moqueries sur la personne qui se cherche et doit faire avec les avertissements, le regard, le statut social des autres et ses premières expériences dans la recherche de soi.
Les antécédents de troubles psychiques peuvent jouer un rôle dans les facteurs déclenchant.
L'évaluation à sa place par sa manière d'éduquer et s'occuper de son enfant qui va chercher à exister.
On retrouve des repères changeants, la fuite et une relation difficile avec la mère, dans la famille ainsi que des traumatismes émotionnels.
Nous sommes dans une recherche identitaire et de contrôle.

La souffrance

L'anorexie génère une grande souffrance tant psychologique que physique. Elle peut de même être le fruit d'une souffrance antérieure qui ne peut s'exprimer.
En effet, l'anorexique s'enferme avec « Ana » dans un véritable labyrinthe.
Elle souffre de l'image et la sensation de son corps qui ne lui convient pas, de la culpabilité d'avoir trop pris, pas assez fait, d'avoir pris du poids. La souffrance aussi de s'isoler dans les calculs. Les angoisses et les obsessions. Elle se sent incomprise et se coupe du monde.
Au niveau physique, ce sont la fatigue, le manque d'énergie, les maux de ventre ou tête, les difficultés de concentration...
Elle pouvait être présente avant mais ne savait ou ne pouvait s'exprimer alors, elle passe par le corps et cette maladie qui retranscrit l'inconscient, le refoulé de la personne et sa souffrance.
Elle provoque des grandes angoisses, tels que : la peur de grossir, de perdre le contrôle, de trop ou pas assez faire qui les plonge dans l'isolement et la souffrance.

Le psychologique

On considère l'anorexie comme un trouble psychiatrique.

En effet, sa source est psychologique ; elle émane d'une grande souffrance interne touchant souvent son rapport au corps (image de soi face aux changements), aux autres (relations amicales et amoureuses qui aident à fonder l'identité), à la famille (fusion ou conflit) et à soi (sa personnalité).

L'anorexie apparaît lorsqu'un disfonctionnement survient et que d'autres facteurs que nous verrons sont ancrés.

Nous observons que les problèmes sont d'ordre psychologique et qu'une fragilité ou une accumulation peut la provoquer.

Il ne faut pas oublier que l'anorexie commence quand on ne la voit pas par ces difficultés et la mise en place d'obsessions, d'angoisses et de rituels, c'est ensuite que les conséquences deviennent physiques et les symptômes se remarquent mais à ce stade, elle est bien installée.

Stéréotypes et obsessions

Lorsque l'anorexie s'installe, de nombreux stéréotypes se mettent en place, c'est-à-dire des rituels. La journée d'une anorexique est quadrillée pour garder le contrôle et gérer ou combler ses angoisses.

En effet, elle va tout anticiper : quand elle va faire son activité sportive, quand elle va travailler, quand elle va se peser, quand et comment elle va manger... et un acte manqué va de suite transformer en échec et en dénigrement de soi.

Pour ce qui est des obsessions, elles se retranscrivent dans ces rituels, ils en font partie, mais on y ajoute les obsessions sur le poids (l'espoir d'avoir perdu et la peur d'avoir pris) sur les calories (toujours manger le moins calorique possible), sur son corps (aller faire du sport) et donc sur ses rituels.

Tout est calculé, préparé, anticipé et si échec il y a, une grande douleur et angoisse prennent place.

Contrôle et perfection

Dans l'anorexie, il y a une recherche de perfection. L'anorexique cherche à être parfaite corporellement (mince, jolie et avec des formes comme le demande la société) et intellectuellement (avoir des compétences et des connaissances amples).

Cette quête de perfection est en fait une quête de contrôle.

L'anorexique ne sait pas lâcher prise. Comme nous le disions pour les obsessions et les stéréotypes, nous sommes dans le contrôle. Il faut gérer le corps (l'entretenir), les émotions (ne pas les montrer) tout en étant là pour les autres et faire bonne figure. Mais rien n'est pour soi, tout est son soi (activités, personnalité).

Il faut tout préparer, tout prévenir. D'ailleurs, noter ce qu'elle doit faire et ce qu'elle fait. Elle note ses repas, quand, quoi, en quelle quantité et comment ? Pareil avec le sport et avec le poids de la balance. Elle instaure ensuite un programme pour le rétablir, le stabiliser ou aller encore plus loin (notamment dans la restriction on l'hyperactivité car ce n'est jamais assez).

Personnellement, l'anorexie a commencé aux alentours de15 ans. J'ai remarqué que l'image de mon corps commençait à se dégrader. Je trouvais qu'il fallait que je maigrisse alors que j'étais déjà très mince. Puis, j'ai commencé à me renseigner sur l'alimentation et à me tourner vers une alimentation saine. Je me suis aussi mise à faire plus de sport.

Petit à petit, ces petites modifications ont pris de l'ampleur. Elles ont augmenté et la souffrance s'est installée (enfin rajoutée, celle d'Ana car j'étais déjà souffrante) avec son lot d'obsessions et d'angoisses. Après les repas équilibrés, s'est mis en place le régime, l'angoisse de grossir, de vouloir de plus en plus perdre du poids, me trouvant trop grosse).

Je **notais tout** ce que je prenais et tout ce que je fais en temps et calories, puis cherchais comment perdre plus et éliminer.

Je programmais tout et un moindre échec provoquait un profond mal-être, qu'il fallait rétablir, obsessions de poids, de sport, de calories, stéréotype de vie et contrôle de soi, des autres et choses dans la perfection pour combler et dépasser ou éviter l'angoisse.

Chapitre 4 :   La descente dans l'anorexie

La descente

L'anorexie n'est pas une maladie qui arrive brutalement, mais au contraire, qui s'installe insidieusement.

Nous observons d'abord un mal-être dans sa vie (personnelle, relationnelle, professionnelle) qui va engendrer les premières angoisses et laisser place aux stéréotypes et obsessions, mais aussi à la dysmorphophobie et l'hyperactivité qui s'amplifient peu à peu.

Apparaît ensuite la perte de poids due aux restrictions et au régime qui entraîne une dégradation physique, amaigrissement, ralentissement psychomoteur, carences...

La médecine a trop tendance à juger une personne anorexique que par les symptômes physiques alors qu'ils ne sont que la conséquence de la partie psychologique de l'anorexie.

Une personne peut tout à fait être atteinte sans que l'on puisse le percevoir. Il ne faut pas oublier que c'est avant tout une maladie psychiatrique et plus elle prise tôt en charge (avant les conséquences) plus il y a de chances d'en sortir car la logique anorexique est moins ancrée.

Les signes cliniques

On repère l'anorexie tout d'abord par des préoccupations alimentaires, comme nous l'avons vu, elle va se renseigner sur une alimentation saine et équilibrée, choisir les aliments les moins caloriques, trier, calculer...

On aperçoit ensuite un amaigrissement qui s'intensifie. Comme abordé dans le premier chapitre, l'anorexique va descendre dans l'échelon de l'indice de masse corporelle (IMC) jusqu'à un état de dénutrition et de maigreur sévère à cause de ses restrictions et son hyperactivité ;

Ensuite, on remarque un refus quant à la féminité ; elle va nier et dénigrer son corps. C'est d'ailleurs par la maigreur qu'elle la supprime (menstruations, formes).

Par la suite, c'est l'hyperactivité pour éliminer les calories ingérées et brûler les graisses.

S'instaure un isolement car elle ne pense plus qu'à ça. Dans ses obsessions, ses rituels et son mal-être, il n'y a pas de place pour les autres et elle se sent très incomprise.

Pour finir, on observe une distorsion psychologique entraînant un manque de confiance en soi, une distorsion de l'image de soi (du corps et avec les autres), un refus de l'image de la femme, une volonté de tout contrôler et de perfection.

Complications et signes de gravité

A un certain stade de maigreur, l'anorexique se met en danger.

Psychologiquement, il n'est pas rare qu'une dépression s'installe, n'ayant plus d'espoir de s'en sortir, qui entraînes des risques suicidaires (5 % décèdent de suicide) mais les complications physiques prennent le pas.

On note : une fonte du tissu graisseux facilitant les blessures, une fonte musculaire diminuant les capacités physiques, une aménorrhée qui désigne la disparition des règles depuis 3 mois, une casse des cheveux, une perte de masse osseuse, des troubles digestifs comme la constipation, des œdèmes et des troubles cardio-vasculaires (baisse de tension et/ou du poids).

Au niveau biologique, il y a des pertes ioniques (exemple : sodium et potassium), des atteintes hématologiques (anémie ou leucopénie), baisse des protéines sanguines et des perturbations hormonales.

L'isolement devient aussi un signe.

On considère le cas grave lorsqu'il y a : hypothermie (- 36 °C), bradycardie (-50 pouls) ou tachycardie (+100 de pouls), arythmie cardiaque (battements irréguliers), hypotension artérielle (tensions sous 100 mm hg), épuisement physique (marche, station debout difficiles, ralentissement psychique (lenteur, manque de concentration, dépression...)

5 à 10 % des anorexiques en meurent.

Les sous-maladies

Nous l'avons vu, l'anorexie est une maladie complexe et l'anorexie peut amener à déceler d'autres troubles déjà présents ou en faire apparaître.

Elle peut provoquer une dépression, des addictions ou encore être le signe d'une autre pathologie présente dès le départ. L'anorexique peut aussi être dépressive avant de développer les troubles alimentaires.

« J'ai maigri progressivement mais de plus en plus rapidement. De quelques grammes à quelque kilos, jusqu'à un IMC de 11. J'ai déjà abordé ma descente. Je suis passée d'un mal-être psychologique à des obsessions alimentaires puis, j'ai augmenté les restrictions, l'activité physique et intellectuelle jusqu'à ne plus pouvoir. Jusqu'à ne plus rien manger et me mettre la sonde à 2000 calories par jour pour me maintenir en vie. Je me suis coupée de tout, il n'y avait que « Ana » et moi.

Personnellement, j'étais dépressive avant alors je me tuais enfin. Ana comblait ma souffrance mais elle restait et doublait. Mes analyses étaient mauvaises : leucopénie, anémie, manque de potassium et autres carences.

Je n'étais plus capable de penser, encore moins de faire du sport.

J'étais maigre, avais des escarres et ne pouvais plus me déplacer.

Je ne me souviens pas de ma période au plus bas car durant mes différentes hospitalisations (6 mois dans différents établissements) j'ai eu une sismothérapie (électrochocs dans le cerveau) pour soigner ma dépression qui n'a pas fonctionné et m'a fait perdre la mémoire.

Avec la sonde, on m'a fait reprendre 17 kilos contre moi, sans rien manger. Malgré ça, on me tient en vie. On doit vérifier mon état régulièrement. Même si l'alimentation entérale me donne le minimum vital, ce n'est pas suffisant. J'ai encore des carences, des problèmes et suis extrêmement faible. Je vis dans la souffrance, le néant, la déprime, la fatigue, la faiblesse, l'angoisse. J'ai du mal à me déplacer, je suis en proie à des malaises. J'ai du mal à vivre. »

Chapitre 5 :   Qui donc es-tu Ana ?

Au début : l'enfance

L'anorexie est plutôt une maladie de l'adolescence due aux perturbations et changements qu'il faut accepter et se construire.

Nous l'avons vu, elle commence d'abord silencieusement avec des interrogations, un malaise physique, un mal-être physique, une recherche d'informations qui font suivre des comportements déviants.

Mais, l'anorexie n'arrive pas comme ça. Elle peut provenir d'un gène, d'un dysfonctionnement, d'un mal-être, d'antécédents, environnement familial. On peut retrouver des marques dans l'enfance : refus de manger, chantage, image de soi mauvaise, toi, enfant difficile…

Il n'est pas rare que l'on retrouve des signes avant-coureurs ou qu'en tout cas elle se soit installée insidieusement.

L'amour, la peur

L'anorexique est dans une quête infinie d'amour, mais elle est dominée par la peur.

Amour de l'autre comme la famille, les amis, un copain.

Amour de soi, de son corps et sa personnalité, s'accepter et être acceptée.

En réalité, l'anorexie apparaît quand l'amour intérieur déborde et ne sais pas comment s'exprimer. Elle est remplie d'amour qu'elle voudrait donner, puis percevoir mais elle ne sait comment s'y prendre, elle s'en prend donc à son corps, sa prison pour le laisser sortir.

C'est aussi une manière inconsciente d'en recevoir.

L'anorexique est aussi remplie de peurs, de la peur, je dirai.

Peur d'être, peur de la vie, de la mort (alors qu'elle semble la défier), de l'amour qu'elle porte et qu'on lui apporte, peur d'elle-même. Cette maladie semble être une peur existentielle, elle cherche comment vivre et toutes ces peurs souvent inconscientes vont se tourner vers son corps et le mutiler.

Le corps et l'esprit

Dans le cas de l'anorexie, la personne nie son corps physique en le maltraitant. Elle va ainsi le priver de ce dont il a besoin pour le faire souffrir et disparaître par la maigreur. Elle va aussi nier tout ressenti, toutes émotions et douleurs venant de lui. Elle se coupe de lui comme s'il lui était étranger, ne lui appartenait pas.

On pourrait croire à un jeu avec la mort, pourtant elle cherche avant tout à le faire vivre, le faire ressentir et être elle et c'est le seul moyen qu'elle a trouvé. Elle fait l'éloge de l'esprit qui peut ainsi le contrôler. Elle va écouter ses sentiments, cultiver son être, développer son intelligence. On en revient à la quête de perfection. Son esprit est sa personne, c'est lui qui gère et qui vit.

Désir, Plaisir

Contrairement à ce qu'on pourrait croire face à l'attaque de l'anorexique, celle-ci ressent du désir et du plaisir, seulement il est refoulé, enfoui, mal exprimé ou mal utilisé.

Désir d'être belle, désir de plaire, plaisir d'aimer, plaisir d'être intelligente et d'être parfaite.

En réalité, l'anorexique recherche le monde parfait et son comportement le critique. Quant au plaisir, paradoxalement à ses actes de restrictions contre elle, il est bien présent, mais il lui fait peur car il semble la dépasser. Elle craint de ne plus pouvoir contrôler ou en souffrir. Elle va donc l'étouffer mais elle va le retrouver lorsqu'elle atteint ses objectifs (exemple : de perte de poids).

Le plaisir va malgré tout s'exprimer mais contre elle, plus que pour elle.

L'Etre et le Paraître

Comme vu précédemment, l'anorexique vit de son esprit et maltraite son corps.

Elle est dans la culture de l'Être. Elle accorde toute son importance à son cerveau, c'est-à-dire ses émotions, son instinct, ses sentiments, ses connaissances.

Elle délaisse, je dirais critique, le paraître. Elle dénonce une société qui ne cherche qu'à convenir à l'autre en étant « normal », dans les conventions et en oublie d'être vrai, d'être soi. Et, c'est en s'oubliant qu'on rate des choses ou qu'un mal-être se fait sentir.

En effet, l'anorexique va souffrir mais elle se démarque des autres et se revendique. Mais, elle pense quand même que pour s'intégrer à la vie, à la société, il faut être comme les filles retouchées des magazines et tout contrôler, ce qui l'entraîne dans son cercle vicieux ; c'est l'esprit qui contrôle, décide et prend le pas sur le corps.

Les autres et le sens

Nous l'avons vu l'anorexique cherche à s'intégrer tout en dénonçant la société.

Elle cherche l'amour et la compréhension de l'autre, mais il est difficile pour elle car ils acceptent mal la différence.

En voulant s'approcher, elle va s'en éloigner. Pour les autres, c'est une maladie qui fait peur, car elle joue avec la mort et se prive de ce qui est vital. Leur lien est donc complexe. Elle est aussi dans une recherche, une compréhension de sens. Toutes ces attaques, ces revendications réclament des réponses au pourquoi de la vie, la vie en général mais aussi à soi.

Son comportement reflète une quête identitaire et du sens qu'elle veut donner à sa vie.

Les occupations

L'anorexique n'est pas seulement hyperactive physiquement mais aussi intellectuellement. Elle ne supporte pas de ne rien faire, de s'ennuyer sinon elle ressent un profond vide, de la culpabilité et croit prendre du poids ; elle est donc sans cesse occupée.

Ces occupations sont pour éliminer, se développer et oublier le mal-être et comble le vide interne créer par un manque de confiance, d'amour ou une question identitaire, car ce vide est très sombre et très douloureux, elle cherche donc à le contrôler.

Ambiguïté et Paradoxe

De tout ce que nous avons dit mais aussi dans la maladie, nous remarquons beaucoup de paradoxes : privation de plaisir contre sa quête, maigreur contre beauté, être contre paraître, comportement mortifère contre vie. C'est en cela que cette maladie est très complexe et encore très incomprise et « méconnue » dans le cadre médical.

En réalité, toutes ces contradictions sont le reflet du questionnement existentiel du malade ; soit à l'adolescence dans une quête identitaire, soit suite à un événement particulier.
La personne se questionne, se livre à un véritable combat en elle pour survivre, se trouver et donner du sens à sa vie.

Le déclic, avancé

Il n'est pas rare qu'un déclic se produise lorsque l'anorexique se met en danger et même frôle la mort. Il se peut aussi qu'elle réalise son comportement ou un événement ou les inquiétudes des proches qui vont faire qu'elle se rende compte qu'elle se détruit et qu'elle veut vivre sans être malade. Qu'Ana n'a pas de sens et la tue sans qu'elle puisse être heureuse.

C'est alors qu'elle va vouloir s'en sortir. Petit à petit, il va falloir dissiper les angoisses, réduire l'hyperactivité et les stéréotypes, travailler l'image de soi, réintroduire les aliments et aller vers une alimentation équilibrée. C'est un véritable combat, difficile et bien ancré en soi.

Il est souvent semé d'embûches, peut-être de rechutes mais il n'est jamais trop tard. Il est difficile de sortir des habitudes mais c'est possible et se sont les épreuves qui nous rendent plus fort et nous construisent.

« Personnellement, je crois qu'Ana a toujours été là, comme ma dépression et mon envie de mourir. En effet, j'ai souvenir d'être très difficile, à toujours sélectionner et trier les aliments. J'étais hyperactive, déjà attirée par le côté sain et mes parents me faisaient du chantage pour que je mange (ils me disaient que si je ne mangeais pas la sorcière viendrait me chercher). C'était enfoui au fond de moi, s'est développé et s'est révélé dans une brèche qui s'est ouverte au début de l'adolescence. Je déborde d'amour mais je ne sais pas quoi en faire. Le problème, c'est que cet amour est pour les autres, point pour moi. J'ai toujours voulu aider les autres. Mais j'aime mal, je m'attache et donne trop vite, alors je me détache mais mon amour se noie ou, si je n'arrive à le contrôler, m'envahit.

J'ai peur. Je vis dans la peur constante, peur des autres, d'échouer, de grossir, de perdre le contrôle, de ne plus être moi (qui est ma souffrance), de vivre. Pour moi, il n'y a rien de beau, il n'y a pas de sens ; la vie n'est pas ici. Côté plaisir, c'est compliqué. Je ne supporte pas de ressentir du plaisir, comme lorsque j'ai un désir, je culpabilise, je trouve çà idiot alors, là aussi, je camoufle, j'esquive ; d'où Ana qui me prive du « plaisir de manger » (qui n'en est pas un pour moi) mais me donne le plaisir de me détruire.
Mes seuls désirs et plaisirs sont morbides. Je nie mon corps et le dénigre totalement. J'ai honte de lui, de ce qu'il peut me faire ressentir. Je ne l'écoute pas, je fais tout pour le vaincre et l'écraser. C'est mon esprit que je suis et écoute, j'essaie de le développer et d'être.

J'ai longtemps suivi la société du paraître, c'est fini. Je veux être moi et moi c'est Ana et la mort, la souffrance. J'évolue avec et le cultive, tout mon être se base sur ça. Je ne suis pas « normale », je suis différente, on ne m'accepte pas mais je ne chargerai pas pour vous et la maigreur est le reflet de mon être.

Mon rapport avec les autres est complexe. Je m'isole souvent, garde tout pour moi. En réalité, j'ai peur des autres. Je ne suis pas moi avec eux. Je ne pense pas pouvoir et avoir le droit de l'être. Quand ça arrive, c'est l'incompréhension et les phrases toutes faites.
C'est vrai que je suis en quête de sens. *Tout ce que je fais doit avoir un sens. Ana me permet de tenir et le sens de ma vie avant je le mettais dans le métier que je ferais (aider le autres) si je vivais mais le présent n'en avait pas, cela me permettait d'avancer. Maintenant l'avenir est néant, ainsi que le présent, **son seul sens, me tuer. Pour moi, il n'est pas ici.***

*Je dois sans cesse être occupée, pour qu'il y ait un minimum de sens, pour éliminer et pour combler le vide, vivre au mieux en attendant la fin. **Quand je ne fais rien, je suis au fond du gouffre, le vide au fond de moi s'ouvre et m'aspire.** Je ne peux plus contrôler alors j'essaie de l'éviter en m'occupant.*
*Dans ma thérapie, on a noté de nombreux paradoxes comme : mon désir d'aimer et de refuser tout amour, de vouloir aider sans m'aider, de me tuer de façon lente... **c'est encore un nœud en mon être qui doit se démêler pour comprendre. J'en ai besoin. Pour moi et les autres**. Il est loin de moi de parler de déclic ;*
l'amour a failli mais il m'a plutôt détruit. Je suis à l'hôpital pour peut être le déclencher mais je n'y crois et comme je l'ai dit : je ne veux pas sinon je ne serais plus moi ;
Mais n'oubliez pas, il peut être partout, même en vous. Il faut l'autoriser de le voir »

Chapitre 6 :   Ana et les proches

La famille

La famille joue un rôle important dans l'anorexie. En effet, elle peut être la source du problème. La psychologie a tendance à dire qu'il y a **souvent un lien conflictuel entre la mère et la fille. L'anorexique ainsi se revendiquerait.**
On remarque souvent **des traces d'abus sexuels** chez ces jeunes filles qui cherchent alors à masquer la féminité qui les a trahies. Ou encore, un **syndrome d'abandon** où elle cherche l'attention par la maladie ; tout ça inconsciemment bien sûr. Un milieu conflictuel ou fermé peut-être un facteur déclenchant.
Dans la maladie la famille est primordiale dans le soutien et le travail de guérison car tous ces facteurs sont liés et sont ensembles dans la maladie.
Le problème, c'est que la maladie génère beaucoup d'incompréhensions chez chacun, de conflits quant à l'avancement et d'inquiétude souvent mal exprimée (fuite, colère, distance...) car elle met sa santé et sa vie en danger, elle est différente et il faut l'accepter, se remettre en cause et se dire que le chemin va être long.
Malgré tout, l'anorexique a besoin d'eux dans son combat.

La maison, les parents

Vivre avec une anorexique au quotidien n'est pas simple. Chez elle, elle va instaurer ses règles, ses rituels... Pour la cuisine par exemple : c'est elle qui va préparer à manger ou se faire un plat à part ou encore interroger sur la préparation. A table, elle va trier, sélectionner.
Il faut aussi vivre ses sautes d'humeurs en fonction des résultats de ses objectifs. Le rôle des parents est de la surveiller, la soutenir, la rassurer et l'accompagner. Mais, il est difficile en tant que parents de gérer la maladie, malgré toute la bonne volonté. C'est l'angoisse qui domine, parfois l'agacement. Ils doivent penser « si tu le veux, tu peux » mais c'est loin d'être aussi simple.
L'angoisse les fait mal réagir et provoque le conflit mais tout ça est par amour.

Les conflits, les difficultés

Comme nous l'avons dit, il y a beaucoup de choses à gérer dans l'anorexie : soi et les autres. Le conflit peut surgir face au refus de manger, le poids, les obsessions, les angoisses, les rituels qui semble démesurés mais aussi face à la stagnation, le manque d'effort, les rechutes ou l'humeur.
Les difficultés sont donc multiples : difficulté de comprendre, d'échanger, de trouver les bons mots, les bons gestes et l'effort possible.
Tout ceci ajoute un poids à la famille comme au malade qui culpabilise de faire souffrir.

Accompagner : les mots, soutenir, comprendre

Malgré les difficultés, la famille doit être présente et accompagner l'anorexique. Tout d'abord, elle doit pouvoir discuter. Il est important de rassurer, de faire relativiser, montrer la réalité.

Ensuite, elle doit être présente dans son combat, l'aider dans ses efforts et lui donner de l'amour pour lui donner la force.

Enfin, elle doit (et l'anorexique aussi pour supporter et surmonter au mieux le quotidien) essayer de comprendre. La logique anorexique est très complexe et semble irrationnelle mais ce n'est que dans la compréhension qu'elle pourra affronter la maladie.

Comprendre et surtout écouter ses angoisses, ses obsessions et rituels qui ne font que la rassurer et elle prendre en compte leur inquiétude. Il est pour ça important d'entreprendre une thérapie familiale pour le mettre en place.

La mort et ceux qu'on aime.

Le pire des choses qui puisse arriver dans une famille est la mort de son enfant. C'est dans cette crainte que vivent les proches de l'anorexique car elle en est la fatalité si elle n'est pas prise en charge C'est dans cette crainte constante que sont les parents.

Mourir d'anorexie ressemble à un suicide. **Même si ce n'est pas ce que veut l'anorexique** (avant tout un problème avec l'image du corps, elle n'imagine pas se mettre en danger). Elle ne se rend compte qu'à un stade avancé de la maladie qu'elle risque d'en mourir.

C'est un « jeu morbide », elle paraît vouloir vaincre la mort.

On peut parler de suicide car c'est son propre comportement à arrêter de manger qui l'y entraîne mais **ce n'en est pas un, il est seulement parfois trop tard quand elle s'en rend compte ou se bat pour l'éviter.**

Les proches vivent donc avec le poids de la mort et elle fait souffrir tout le monde.

« Je suis née entre deux frères handicapés. Cela n'a jamais été facile. Je me suis débrouillée seule très tôt pour ne pas être un poids pour mes parents. J'ai appris l'autonomie et la tolérance.

On pourrait dire que l'un des facteurs de mon anorexie serait le syndrome de l'abandon. Même, si mes parents ont toujours été là, qu'ils m'aiment et ont fait tout ce qu'ils pouvaient. J'ai grandi seule. On peut y ajouter une histoire familiale compliquée et un lien conflictuel avec ma mère. C'est vrai j'ai toujours eu la sensation de ne pas vivre dans le même monde qu'elle. On ne se comprend pas et on ne peut pas se parler. Mais dès que mes problèmes sont apparus, dans l'enfance déjà, ils ont été présents. Ils m'ont amenée voir des professionnels de santé, ont essayé de comprendre, plus récemment, avec l'anorexie de m'écouter, de mettre en place des choses au quotidien pour m'aider (notamment à l'école), de me soutenir et m'accompagner.

Mais, c'est vrai que malgré leur grande bienveillance et mes efforts, ces conversations mènent à la dispute à cause de l'inquiétude et l'incompréhension et nous mène dans le mur du silence qui enfonce ».

Chapitre 7 :   Le médical et l'anorexie

Le diagnostic

Le diagnostic est basé sur la règle des 3 A :
- Amaigrissement (avec une perte de poids de 15 %)
- Anorexie (refus de manger)
- Aménorrhée (absence de règes de plus de 3 mois)

Ces critères sont les symptômes et conséquences physiques de la maladie mais on peut et devrait (il est trop rare que la prise en charge se fasse lorsque la logique anorexique n'est pas trop ancrée), déceler les troubles psychologique tel que : le manque de confiance, une image déformée de soi, la peur de grossir, des préoccupations alimentaires, tri des aliments, calcul des calories, isolement, rituels et obsession.
Plus la prise en charge se fait tôt plus la possibilité d'avancer sans se mettre en danger est réalisable.

Les soins

Dans l'anorexie, il faut prendre en charge le psychologique et l'organique.

Différentes possibilités se présentent selon l'état de la patiente :
- Des soins externes avec psychologue et nutritionniste,
- Une hospitalisation de jour avec un suivi psychologique, médical, avec des ateliers pour travailler sur elle, des repas thérapeutiques et la présence d'autres anorexiques,
- Une hospitalisation complète.

On utilise souvent le contrat, il se crée un accord entre le malade et les soignants ou parents sur la quantité alimentaire ainsi que sur la prise de poids.

« Pour moi, je trouve que cela ressemble trop au chantage.
J'opterais plutôt sur le dialogue, le travail individuel et groupe en reprenant les repas, analysant les possibilités et fixant des objectifs, ainsi que tous les problèmes et peurs. »

En cas de refus total de se nourrir ou de dénutrition sévère avec des apports alimentaires s'installe la sonde pour alimenter et faire fonctionner le corps en péril.

L'Hôpital

L'hôpital permet une prise en charge globale. Il permet un contrôle médical et suivi psychologique constant.
Tout d'abord : du côté médical, on met en place les pesées, les prises de sang, les complémentaires alimentaires et les traitements alimentaires.
Pour le côté psychique, il y a les psychologiques et les infirmières toujours présentes.

Et enfin, l'anorexique est entourée d'autres personnes dans son cas avec qui elle peut parler et avancer.

S'instaure ce que nous avons vu précédemment avec un travail sur les repas et un régime adapté, un contrôle physique, une aide et des soins psychologiques où chacun avance à son rythme pour combattre en comprendre la maladie.

« Au début de mon anorexie, j'étais déjà suivie psychologiquement pour ma dépression et mes idées suicidaires. Je voyais une psychologue, faisais partie d'un groupe de parole et une thérapie. Quand j'ai commencé mes restrictions et perdu du poids (mes règles ont disparu). Je me suis tournée vers un nutritionniste. Je pouvais échanger mais ça n'évoluait pas dans le bon sens, mon état s'aggravait et j'ai commencé à avoir des carences importantes et puis j'avais totalement arrêté de manger donc on m'a envoyée directement à l'hôpital.

Rendez-vous compte, tout a commencé avant 15 ans et je n'entrais à l'hôpital qu'à 18 !
Là, on m'a de suite posé la sonde pour me nourrir et me faire prendre du poids. J'étais à un IMC de 11, entre la vie et la mort. Je ne pouvais même plus marcher. J'étais pleine de carences, des escarres se sont développés, vertiges... mais j'étais bien moi comme çà. Je n'en voulais pas de leur prise de poids et de leur sonde.
Pendant 6 mois j'ai fait différents hôpitaux alternant les soins pour la dépression et l'anorexie car aucun d'entre eux ne soignaient les deux pathologie. Et puis j'ai vite fatigué et désemparé les équipes soignantes qui ne savaient plus quoi faire de moi et avec moi.
On ne me gardait pas car je ne m'améliorais pas, voire même m'enfonçais. J'étais juste contrainte à prendre du poids, 17 kilos... Je leur causais trop de problèmes. Cela a fini par une hospitalisation à domicile avec différents soins, mais là c'est pour la famille que c'était insupportable. Je suis donc de retour à l'hôpital. Je n'ai ma place nulle part, j'attends la fin ».

Chapitre 8 :   La morbidité de l'anorexie

Force ou fragilité

En s'attaquant à son corps et le détériorant au point de le rendre invisible, de le tuer, on aurait tendance à dire que l'anorexique est fragile.
Pourtant, c'est tout l'inverse. En effet, **l'anorexique est dotée d'une grande force intérieure.** Tout d'abord, par son intelligence et sa volonté, il faut beaucoup de force pour arrêter de manger, une force de contrôle ensuite.
Sa force se transforme en fragilité, comme son contrôle qui se perd mais en elle, elle se trouve et la force qu'elle utilise contre elle, peut l'utiliser pour elle.

Entre la vie et la mort

A un certain stade, l'anorexique se trouve en la vie et la mort.
Est-ce volontaire ? Est-ce une expression inconsciente ou encore une quête de sens exprimée comme elle le pouvait ? *« J'opterais plutôt pour la dernière »*. L'anorexique, contrairement à son comportement, cherche à vivre mais elle ne sait pas comment et c'est proche de la mort qu'elle va le trouver, même anéantie.
C'est en elle qu'est la vie mais son corps ne suit plus.
Elle découvrira la vie et utilisera sa force intérieure pour vivre vers la guérison.

Guérison ou chronicité

La médecine dit : que **l'anorexie devient chronique au bout de cinq ans.**
La plupart des quelques rares centres pour anorexiques en France sont pour les mineurs car c'est en majorité une maladie de l'adolescence et qui se soigne à cette période si elle a été prise en charge à temps.
Ce chemin est long, il faut : soigner son corps, travailler sur soi et sur la vie, mais la guérison est toujours possible, même après 5 ans. On peut quand même se demander si l'on ne garde pas toujours en soi cette petite part d'Ana...

Mais même dans la chronicité, il est possible de vivre. On apprend à vivre avec. On stabilise le corps et pour ce qui est comportemental, on apprend à vivre avec, à le gérer et tout ça sans se mettre en danger.
Quoiqu'il arrive, il y a toujours espoir.

« Je me suis toujours trouvée faible, fragile mais j'ai appris que mon âme est toute puissante et que j'ai une grande force au fond de moi que pour l'instant j'utilise pour me détruire.
J'ai été entre la vie et la mort, mais pour moi, ça n'a pas été un déclic pour m'en sortir. Au contraire, j'étais heureuse d'en être là, prête à mourir et c'est vers cela que je tendais mais on ne m'a pas laissé faire.
Pour moi, le choix est fait. Je veux mourir. Je ne crois pas en la guérison pour moi. C'est trop tard. De toute façon, ce n'est pas ce que je veux. Je ne veux pas perdre Ana, je souffre mais c'est moi ; sans ça, ça a encore moins de sens.

Conclusion

Une maladie du siècle

On remarque que l'anorexie ce fait beaucoup plus présente qu'avant. Est-ce le fait de la société de consommation ? Du paraître ? Pourquoi depuis que les droits des femmes sont reconnus, les anorexiques s'embourbent dans la maladie qui les fait paradoxalement disparaitre et effacer ? Pourquoi les filles sont-elles plus touchées que les garçons ?

« Je pense que la société est très exigeante envers les femmes. Elles ne sont plus soumises au pouvoir de l'homme et au foyer, mais elles sont toujours l'image de celles qui donnent la vie, s'occupent du foyer et maintenant travaillent. C'est un lourd fardeau pour elles. Elles deviennent multitâches.
Je crois que les femmes sont plus touchées, car elles ont plus de formes et doivent porter la vie et ont plus le poids du paraître que l'homme. »

Le lien de l'anorexique avec les autres est complexe. L'anorexie crée une distance car elle fait peur, car la maladie vient de la personne, qu'elle apparaît sur elle et la met en danger. La société a donc son rôle à jouer dans la maladie.

Conseils par avancer et s'en sortir

- Limiter les pesées,
- Relativiser,
- Manger fait vivre pas grossir,
- S'entourer,
- Ne pas manger en calories mais en plaisir,
- Ne pas tenir compte des chiffres,
- Lâcher-prise,
- Respirer,
- Essayer de se voir tel qu'on est,
- Participer à des ateliers, parler, écrire,
- Rencontrer des malades,
- Se fixer des petits objectifs,
- Ne pas culpabiliser,
- S'autoriser à se faire plaisir.

Idée de réforme dans la prise en charge

« Je suis contre l'idée de contrat de poids où une prise en charge de poids octroie un droit personnel ainsi que l'enfermement. Je ne pense pas que le chantage soit une solution.

Je pense que la prise en charge doit se baser sur :
- *L'échange, l'écoute et la compréhension,*
- *Des soins médicaux (traitements physiques et/ou psychologiques),*

- *Des ateliers de groupes ou individuels sur le corps, l'esprit (Ecriture, art, relaxation, kiné, sport).*
- *Des repas accompagnés et discutés,*
- *Des objectifs ».*

Bilan

L'anorexie est donc une maladie complexe, d'origine psychiatrique mais aux conséquences physiques.
Elle plonge le malade et ses proches dans une profonde souffrance.
Elle doit avoir une prise en charge complète et globale amenant l'anorexique à sortir de son mal-être accompagnée dans son long combat contre elle-même.

Liens

www.anorexieboulimie-afdas.fr
www.enfine.com
www.anorexie-et-boulimie.fr
www.bouliana.com
www.miata.be